PUBLICATIONS DU *PROGRÈS MÉDICAL*

LA
FIÈVRE TYPHOÏDE
CHEZ LES ENFANTS

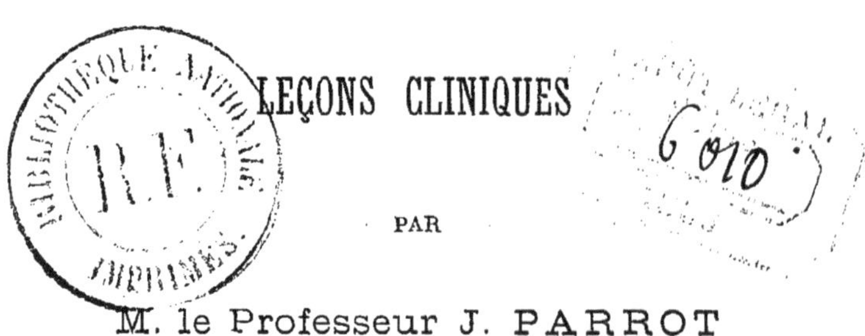

LEÇONS CLINIQUES

PAR

M. le Professeur J. PARROT

PARIS

AUX BUREAUX DU
PROGRÈS MÉDICAL
6, rue des Écoles, 6

A. DELAHAYE & E. LECROSNIER
ÉDITEURS
Place de l'École-de-Médecine

1883

LA
FIÈVRE TYPHOÏDE
CHEZ LES ENFANTS

L'épidémie de fièvre typhoïde qui sévit actuellement à Paris m'engage à consacrer quelques conférences (1) à l'étude de cette maladie chez les enfants ; d'autant plus que nous en avons observé plusieurs cas dans nos salles, et que nous en avons encore en traitement. Mais ce n'est pas seulement par l'actualité que ce sujet présente de l'intérêt ; la fièvre typhoïde est, en effet, beaucoup moins rare chez l'enfant qu'on ne le croit généralement ; elle s'y présente d'ordinaire avec une physionomie si particulière qu'elle exige une description spéciale. Pourtant, mon intention n'est pas de vous faire ici l'histoire complète de cette pyrexie ; je me bornerai à vous signaler ce qui distingue ses allures chez les enfants de ce que l'on en sait chez l'adulte.

C'est ainsi que je laisserai de côté dans l'ÉTIOLOGIE tout ce qui est relatif à la contagion et à la propagation du mal, question obscure d'ailleurs et qui n'est point encore débarrassée des hypothèses.

La fièvre typhoïde peut-elle se développer à toutes les périodes de l'enfance ? Les auteurs ne sont pas d'accord

---

(1) Ces leçons ont été faites en novembre et décembre 1882.

sur ce point. Quelques médecins pensent qu'elle s'observe à tout âge, même chez le nouveau-né. Les faits sur lesquels ils s'appuient méritent un examen sérieux. Charcellay (1) en rapporte deux. Dans le premier, il s'agissait d'un garçon de huit jours qui était resté engourdi et qui mourut après avoir présenté un amaigrissement considérable. A l'autopsie, on trouva le péritoine injecté, la muqueuse intestinale d'un rouge vif, les follicules isolés et les plaques de Peyer tuméfiées et celles qui avoisinent la valvule iléo-cœcale ulcérées avec un bourbillon central ; les ganglions mésentériques très tuméfiés et injectés. La seconde observation est celle d'un enfant qui mourut quinze jours après sa naissance, après avoir présenté de l'amaigrissement ; l'intestin grêle était très injecté, les glandes de Brunner et de Peyer très tuméfiées, ainsi que les ganglions mésentériques.

De ces renseignements il résulte que, dans le premier cas, l'affection aurait débuté *in utero*, et cependant, au dire de M. Charcellay, la mère n'aurait pas été malade elle-même et n'aurait été en relation avec aucune personne atteinte de dothiénentérie.

Manzini (*Acad. des sciences,*1841) rapporte l'autopsie d'un fœtus de sept mois qui n'aurait vécu qu'une demi-heure et qui présentait des lésions des plaques de Peyer analogues à celles de la fièvre typhoïde.

Heckel cite le cas d'une fille de treize jours qui eut de la diarrhée pendant trois jours et dont toutes les glandes de Peyer étaient tuméfiées et ulcérées. Il y avait une fièvre typhoïde dans la maison.

Que faut-il penser de ces observations ? Le premier reproche qui peut leur être adressé est l'insuffisance des renseignements cliniques. Tout le diagnostic repose sur l'anatomie pathologique. Eh bien, c'est au nom de l'a-

---

(1) *De la dothiénentérie chez les enfants nouveau-nés.* In *Arch. gen. de méd.* 1860.

natomie pathologique que je les raie de l'histoire de la fièvre typhoïde. Le fait suivant, que l'on doit à Bednar, va nous permettre de comprendre et d'interpréter ceux qui précèdent.

Il s'agit d'un garçon de 5 jours. On avait observé des taches livides sur la peau, surtout aux extrémités ; l'enfant avait eu des vomissements et des garde-robes brunes ; l'abdomen avait présenté du gonflement. La mort survint seize heures après la naissance. On trouva du pus dans la veine ombilicale, dans les plèvres et dans le péritoine ; les anses intestinales adhéraient les unes aux autres ; les plaques de Peyer étaient ulcérées, surtout au voisinage de la valvule iléo-cœcale ; les ganglions mésentériques très tuméfiés et la rate triplée de volume. Gerhardt admet avec Bednar qu'il s'agit ici d'une fièvre typhoïde. Mais, si cela était, il faudrait supposer qu'il y a eu infection intra-utérine sans participation de la mère à la maladie, ce qui est en contradiction avec les notions étiologiques les mieux établies.

Pour moi, je n'hésite pas à considérer ce dernier fait comme un cas de syphilis héréditaire. La péritonite et l'état des viscères abdominaux, particulièrement celui de la rate, chez un enfant mort 16 heures après la naissance, constituent une présomption très forte en faveur de cette opinion.

Or, comme je l'ai exposé dans des leçons sur la syphilis héréditaire (*Progrès médical*, 1878, p. 873), cette maladie, suivant les observations de Forster, Eberth, Oser, et les miennes propres, altère l'intestin ainsi qu'il l'était chez l'enfant dont parle Bednar, et chez tous ceux dont je vous ai parlé jusqu'ici. — Vous le voyez, les auteurs qui les ont fait connaître ont basé leur manière de voir à peu près exclusivement sur l'anatomie pathologique.

Voici maintenant un cas purement clinique, puisqu'il s'est terminé par guérison ; il est rapporté par Gerhardt. Une femme atteinte de fièvre typhoïde accouche le huitième jour de sa maladie d'un enfant pesant 1500 grammes, probablement non à terme. Elle lui donne le sein et ne cesse de le nourrir que trois jours avant de mourir. L'enfant, qui jusque-là n'avait cessé d'habiter la même chambre que sa mère, fut nourri au bouillon Liebig. Jusqu'au 26me jour, la température oscilla entre 36° et 37° dans l'aisselle, 37° et 37°, 4 dans le rectum ; puis elle monta par échelons et atteignit 39°,5, le 29°jour. Le 23°, il y eut des vomissements et de la diarrhée ; le 25° on constate de nombreuses taches de roséole et de la splénomégalie ; le 28° les taches avaient disparu.—Le 5 mai, l'enfant pesait 5500 grammes ; il avait donc augmenté de 4 kilogrammes . Cette observation n'est pas suffisamment précise ; sans la repousser absolument, et sans rejeter d'une manière catégorique le diagnostic de Gerhardt, je ne le trouve pas suffisamment établi pour l'accepter.

Il résulte de ce qui précède que si la fièvre typhoïde peut atteindre les enfants au-dessous de six mois, ce n'est que dans des cas tout à fait exceptionnels ; et, pour mon compte, je n'en connais pas d'exemple incontestable.

Il n'en est pas de même pour les sujets qui ont dépassé cet âge. Murchison, en montrant à la Société pathologique de Londres l'intestin d'un enfant de six mois, mort de la dothiénentérie, a pu dire que c'était le plus jeune sujet qui, en 33 ans, ait succombé à cette maladie dans l'hôpita des fiévreux de Londres. M. Hérard a publié l'observation d'un enfant de 7 mois, qui succomba à la fièvre typhoïde et dont un frère et la mère qui l'allaitait, étaient atteints de cette maladie ; à l'autopsie on trouva les plaques de Peyer tuméfiées et ulcérées, la rate et les ganglions mésentériques tuméfiés. — Schödler cite un cas à peu près identique au précédent. Le sujet avait le même âge, et fut allaité dix jours par sa mère, qui succomba à la maladie. Il mourut le 11° jour. Dans les deux derniers jours, il eut des vomissements, de la diarrhée, du météorisme et des convulsions. A l'autopsie, l'auteur note l'infiltration et la nécrobiose d'un grand nombre de plaques et de follicules isolés de l'intestin grêle ; la tuméfaction de la rate et des glanglions mésentériques. — A ces faits, j'en ajouterai deux de Hauner, avec autopsie, à 7 mois et à 8 mois ; un de Bricheteau à 10 mois ; un autre de Löchner au même âge ; trois de Rilliet à 7, 10 et 13 mois ; l'observation d'un enfant d'un an que j'ai soigné et qui contrairement à ce qui arriva dans les cas précédents, ne mourut pas. J'aurai d'ailleurs l'occasion d'y revenir.

M. Bernheim a publié un cas mortel chez un enfant de 14 mois. Pendant la vie, il y avait eu de la somnolence et de la diarrhée ; et l'autopsie fit constater la tuméfaction, le ramollissement et l'ulcération des plaques de Peyer. Les ganglions mésentériques étaient également augmentés de volume.

Ces preuves me paraissent convaincantes ; et si l'on doit être très réservé sur l'existence de la fièvre typhoïde chez les enfants âgés de moins de six mois, on peut affirmer qu'elle se montre de 6 à 15 mois, c'est-à-dire chez les nourrissons. Quelques médecins pourtant contestent la réalité de cette proposition ; et parmi eux je vous citerai MM. Friedleben, Bouchut et Jules Simon. Les développements dans lesquels je viens d'entrer me dispensent de réfuter leur opinion.

Je vais maintenant vous indiquer quelques chiffres relatifs à la fréquence de la fièvre typhoide chez les enfants.

M. Archambault en a observé 165 cas qui se répartissent de la façon suivante :

A 21 mois	2	cas.
De 2 à 4 ans	9	—
De 4 à 6 —	17	—
De 6 à 8 —	20	—
De 8 à 10 —	23	—
De 10 à 12 —	41	—
De 12 à 14 —	53	—
	165	

Henoch, sur un total de 82 malades en a observé :

Jusqu'à 1 an   2 cas.
De 2 à 5 ans   21 —
De 5 à 10   —   59 —
                 ———
                 82

Steffen, sur 63 cas, en a noté :

Jusqu'à 1 an   1 cas.
De 3 à 6 —   28 —
De 6 à 9 —   34 —
                ——
                63

Sur 276 cas, M. Cadet de Gassicourt en a observé :

65 avant 8 ans.
211 après 8 —

Ils se répartissent de la façon suivante :

		A 2 ans	3 cas.
De	2 à 3	—	7 —
De	3 à 4	—	8 —
De	4 à 5	—	13 —
De	5 à 12	—	32 —
De	12 à 13	—	41 —
De	13 à 14	—	42 —

Œsterlen dit que les enfants de 0 à 5 ans donnent 22 0/0 de cas de fièvre typhoïde. Rosenthal a observé 28 cas au-dessous de 10 ans sur 115 malades; et Schädler 11 cas sur 144.

D'après la statistique de Berlin, il y a eu, en 1878, 623 décès par fièvre typhoïde, comprenant 98 enfants de 0 à 5 ans, c'est-à-dire 0,69 0/0 et 39 de 5 à 10 ans, soit 0,55 0/0.

Pour ce qui est de la période de l'enfance qui correspond à la plus grande fréquence de la fièvre typhoïde; elle se montrerait :

Pour Rilliet et Barthez entre 9 et 14 ans.
Pour Barrier   —   8 et 15 —
Pour Griesinger   —   5 et 11 —
Pour Lœchner   —   5 et 9   —
Pour Friedleben   —   5 et 8   —

En résumé l'existence de la fièvre typhoïde avant six mois n'est pas encore démontrée; après cette époque de la vie, il en a été observé un certain nombre de cas incontestables ; enfin, à partir d'un an, elle est beaucoup plus fréquente qu'on ne le croit généralement. Relativement au sexe, tous les auteurs, à l'exception de Bagenski, disent qu'elle ateint plus de garçons que de filles. Taupin, sur 121 cas, a soigné 86 garçons et 35 filles ; Rilliet et Barthez, sur 111 cas, 80 garçons et 31 filles ; Archambault, sur 181 cas, 112 garçons et 69 filles. Soit, 198 garçons et 135 filles sur un total de 333 cas ; ce qui donne 3/5 pour les garçons et 2/5 pour les filles.

Des fatigues physiques (exercices, promenades) hors de proportions avec l'âge et la force des enfants; un travail intellectuel trop soutenu ou trop intense, une alimentation malsaine et insuffisante, voilà des conditions qui favorisent le développement de la fièvre typhoïde.

A propos de l'*étiologie*, je dois vous dire quelques mots du recrutement des établissements scolaires des grandes villes en temps d'épidémie. La fièvre typhoïde n'étant ni aussi commune ni aussi redoutable, comme je vous l'enseignerai plus tard, chez les enfants que chez les adolescents, vous pourrez autoriser l'accès d'une pension ou d'un collège à un enfant en temps d'épidémie, tandis que vous devrez la défendre aux jeunes gens, surtout s'ils ne sont pas encore acclimatés à la ville où l'on se propose de les envoyer. Pour ceux-ci, vous devrez redouter bien plus la contagion que pour les premiers.

Rarement on observe chez les enfants des cas isolés de fièvre typhoïde ; le plus souvent, c'est durant une épidémie qu'elle les frappe. Dans quelques-unes, c'est sur eux qu'elle a sévi presque exclusivement. Je citerai par exemple l'épidémie observée par Rilliet, dans un village situé à deux lieues de Genève ; les enfants furent seuls atteints pendant 3 à 4 mois ; ils guérirent tous.

Quel rôle faut-il attribuer au lait dans la transmission

de la fièvre typhoïde de la mère ou de la nourrice à l'enfant? Pour répondre à cette question, il serait indispensable que le nourrisson fut allaité sans être en contact avec la femme qui fournit le lait; car, en dehors de cette condition, si l'enfant est infecté, il est bien plus naturel d'incriminer le contact de la mère ou de la nourrice que l'action du lait.

Symptomatologie.—Dans ce chapitre, je m'efforcerai surtout de vous signaler les particularités symptomatologiques qu'entraîne l'âge, car c'est l'âge que nous devons toujours avoir en vue dans cette étude et c'est lui qui doit nous servir de guide; c'est l'âge qui, suivant les cas, donne au même symptôme une physionomie particulière. Je ne vous présenterai donc point, à l'exemple de quelques auteurs, une description d'ensemble de la fièvre typhoïde chez les enfants; cette description serait nécessairement infidèle, puisqu'elle ne pourrait s'adapter à toutes les périodes de l'enfance. Je me garderai également de vous tracer un tableau des différentes formes cliniques de cette maladie, comme on le fait pour l'adulte, car c'est précisément par là surtout qu'elle diffère aux deux époques de la vie que j'oppose l'une à l'autre.

J'étudierai donc chaque symptôme non pas en lui-même, mais par rapport à l'âge, et pour cela l'ordre anatomique me paraît le meilleur.

Appareil digestif. — Je vais d'abord vous entretenir d'une affection qui se produit au début de la fièvre typhoïde plus fréquemment dans les premières années de la vie que chez les adultes, je veux parler de l'angine. Quelquefois, l'on constate son existence en même temps que celle des premiers phénomènes généraux; et il n'est pas douteux qu'elle contribue à leur intensité, surtout en ce qui concerne l'hyperthermie initiale.

Elle est caractérisée par une rougeur vive, diffuse, des amygdales, du voile du palais et de l'arrière-gorge ;

ces régions sont fréquemment recouvertes d'un exsudat pultacé, et sont le siège d'une douleur assez vive pendant les mouvements de déglutition. Ces accidents durent deux ou trois jours en moyenne ; mais ils peuvent persister pendant tout le cours de la fièvre.

La langue, chez les enfants, contrairement à ce que l'on observe chez l'adulte, est habituellement large, humide, avec un enduit peu prononcé à son centre et à sa base ; très exceptionnellement elle est sèche, fendillée et noirâtre ; encore faut-il que les sujets aient atteints les limites de l'adolescence. De même les dents et les lèvres ne sont presque jamais fuligineuses.

Beaucoup moins souvent qu'à un âge plus avancé, on trouve sur les gencives et dans les culs-de-sac des lèvres cet enduit blanchâtre, de nature épithéliale, qui, suivant la remarque de M. Besnier, est toujours un signe d'adynamie.

Les vomissements qui marquent souvent, comme on le sait, le début des pyrexies chez les enfants, sont ici beaucoup plus fréquents que chez l'adulte. Ils se reproduisent plusieurs jours de suite, parfois durant tout le cours de la maladie (Vogel). M. Ch. West les considère comme appartenant surtout aux formes graves ; je ne puis partager cette opinion, et je ne crois pas que cet accident ait ici plus d'importance que dans la scarlatine ou la rougeole.

Les garde-robes diffèrent beaucoup suivant l'âge des sujets. Celles des nourrissons sont ordinairement diarrhéiques, peu fétides et, de même que dans l'entérite, bilieuses, muqueuses, avec des grumeaux de caséine et beaucoup d'eau. De dix-huit mois jusqu'à trois ou quatre ans, parfois même plus tard, la diarrhée est rare ; du moins elle n'est pas constante. Les matières sont habituellement solides et la constipation peut être observée. La diarrhée s'établit souvent à la suite d'un vomitif ou d'un purgatif. Elle diffère peu de celle de l'adulte, toutefois, elle est moins fétide ; les matières très fluides se divisent par le repos dans un vase en deux couches, l'une supérieure aqueuse et presque transparente ; l'autre formée de flocons blancs ou séreux.

Il est assez malaisé de donner une explication satisfaisante des états si différents que présentent les garderobes, suivant l'âge des malades. Voici là-dessus, les remarques que je puis vous présenter. Si les nourrissons ont de la diarrhée dans le cours de la fièvre typhoïde, c'est que, chez eux, cet accident se montre avec la plus grande facilité ; le moindre trouble morbide retentit sur leur intestin et détermine une sorte d'indigestion avec diacrise. Les réactions intestinales sont tout autres chez les enfants plus âgés ; et, comme chez eux, les plaques de Peyer sont généralement peu malades et très rarement ulcérées, comme je vous le dirai plus tard, les matières intestinales restent solides. C'est en effet à la tuméfaction, à l'irritation et surtout à l'ulcération des follicules clos de l'intestin, isolés ou agminés, que l'on doit surtout attribuer la diarrhée. Ajoutez à cela, chez les enfants du second âge, un certain degré de parésie intestinale, et vous comprendrez pourquoi la constipation est fréquente chez eux.

Le ballonnement du ventre est rare ; cependant on le constate chez les très jeunes sujets, dont les muscles intestinaux manquent de tonicité. Plus tard le ventre est habituellement souple, ou très légèrement tendu. Souvent aussi il ne présente aucun changement de volume ; enfin il peut être plat, et même rétracté, ainsi que je l'ai vu dans des cas graves.

La fosse iliaque est rarement douloureuse à la pression, les lésions de l'intestin étant à ce niveau peu prononcées, et aussi, parce que les enfants localisent mal la douleur.

Parlant de la tuméfaction de la rate, Vogel dit que la matité splénique peut être doublée et même triplée d'étendue ; je ne crois pas que ce soit là un fait constant. D'ailleurs ce phénomène n'a pas une grande importance, car le gonflement splénique a lieu dans toutes les maladies infectieuses (Friedrich) et particulièrement dans les pyrexies (Hesse).

L'appétit est rarement diminué chez les nourrissons ; ils tettent ordinairement avec avidité, en raison sans doute de l'exagération de la soif. Chez les enfants du second âge, l'anorexie est loin d'être complète, ils réclament assez souvent des aliments, leur soif n'est pas très vive.

Phénomènes cutanés. — Les taches rosées lenticulaires sont ordinairement peu nombreuses et peuvent même manquer, sourtout chez les sujets très jeunes ; elles ne se montrent, d'après M. Cadet de Gassicourt, que dans les deux tiers des cas ; c'est la proportion que me donnent mes propres observations. Leurs caractères sont moins nets que chez l'adulte ; il s'ensuit qu'elles sont moins typiques.

Peu saillantes, peu larges, peu rosées, elles sont en général très fugitives ; on le trouve sur l'abdomen, sur les parties latérales du tronc, sur les fesses et la partie supérieure des cuisses. Il n'est pas rare d'en compter seulement une ou deux et c'est par exception qu'elles se montrent en grand nombre ; chez deux malades que j'ai observés, elles étaient confluentes et se voyaient sur presque toutes les parties du corps.

Bednar et Büchner parlent de taches ombrées ; je n'en ai jamais vu : ce qui se comprend sans peine, s'il est vrai, comme le soutient M. Duguet, qu'elles résultent toujours de la présence de certains parasites (*pediculi pubis*) dont les enfants sont ordinairement exempts.

Les sudamina qui occupent surtout la base de la poitrine et l'abdomen ne s'observent d'ordinaire que chez les enfants qui ont dépassé l'époque de la première dentition. Quand la fièvre tombe, il se produit une desquamation furfuracée de l'épiderme.

Les eschares du sacrum sont excessivement rares ;

elles ne s'observent jamais chez les nourrissons. Chez eux il se produit une rougeur érythémateuse sur les parties souillées par les urines et les fèces ; quelquefois même cet érythème est peu accusé.

L'herpès labial est excessivement rare. Seidel ne l'a constaté que 2 fois sur 14 malades ; et Friedrich 2 fois sur 80.

Appareil circulatoire. — Les épistaxis sont aussi rares chez les enfants qu'elles sont fréquentes chez les adultes. D'après mes observations, elles seraient plus tardives. Sur 13 malades, 3 en ont été atteints, ils avaient 10, 11 et 13 ans. Chez ce dernier, elle se montra deux fois, le 4ᵉ et le 11ᵉ jour. Les sujets très jeunes en sont complètement exempts.

Les garde-robes contiennent quelquefois des stries sanguinolentes ; mais l'hémorrhagie intestinale proprement dite est tout à fait exceptionnelle. J'ai été appelé l'année dernière en consultation avec M. H. Roger pour un enfant de trois ans qui a succombé à une hémorrhagie intestinale foudroyante, après avoir rendu par les garde-robes plus de trois verres de sang. Ces hémorrhagies intestinales, signalées par un grand nombre de cliniciens, Rilliet et Barthez, Taupin, Szokalski, Hase, Ferber, constituent de véritables complications ; j'ai tenu à vous les signaler dans la symptomatologie afin de n'y plus revenir.

J'arrive à l'étude du pouls, dont l'observation a joui d'une faveur si grande jusqu'à l'introduction du thermomètre dans la clinique courante. Il suffit chez les enfants de la moindre cause pour le modifier, surtout dans son rythme : le repos, une émotion, l'exercice, la veille ou le sommeil élèvent ou abaissent le nombre des pulsations dans des proportions telles que l'on pourrait croire à un état pathologique alors que la santé est parfaite. C'est donc un phénomène très trompeur ; et l'on ne peut fixer une moyenne à sa fréquence dans la fièvre typhoïde. Le dicrotisme est excessivement rare chez l'enfant (Bagenski) ; Vogel ne l'a constaté qu'une seule fois au-dessous de dix ans. Pour mon compte, je l'ai trouvé chez un enfant de treize ans et chez un autre de quatorze, c'est-à-dire bien près de l'adolescence. Le nombre de pulsations n'est pas toujours dans une relation directe avec la température ; il peut y avoir une élévation thermique très marquée sans qu'il y ait accélération du pouls (Gerhardt). On observe assez fréquemment des irrégularités cardiaques qui arrivent à la radiale et se montrent jusque dans la convalescence. Je les ai surtout observées chez les petites filles. Du reste, elles ne sont pas spéciales à la fièvre typhoide, et se montrent dans le cours et surtout dans la convalescence de presque toutes les maladies aiguës. Leur existence ne doit modifier en rien le pronostic.

Appareil respiratoire. — Il n'est pas aussi généralement affecté qu'aux autres âges, et il l'est d'autant moins que l'enfant est plus jeune. Passé dix ans, il subit les mêmes atteintes que chez l'adulte. Le plus souvent il existe une bronchite, caractérisée par les râles sonores et muqueux. La congestion pulmonaire est beaucoup plus rare.

Urines.—Elles ne présentent chez l'enfant aucune particularité notable. Vous devez d'ailleurs comprendre combien il est difficile de les étudier, surtout chez les nourrissons. Chez les enfants du second âge, on trouve fréquemment de l'albumine, mais d'une manière transitoire ; elle est dans une relation directe avec la gravité du mal. D'une façon générale, on peut dire que la dothiénentérie détruit moins les globules sanguins que les autres maladies aiguës ; cela est vrai, surtout chez les enfants ; aussi leur urine ne contient l'urohématine et l'urochrome (substances chromatogènes résultant de la destruction normale de l'hémoglobine) qu'en proportions normales et

ne renferme que des traces à peine appréciables d'héma-
phéine et d'uroérythrine (matières pigmentaires résultant de la destruction exagérée des globules). Pour. tous
ces détails, je vous renvoie à la thèse inaugurale de
M. A. Robin. (Paris, 1877.)

Système nerveux. — Les troubles nerveux sont en
général peu intenses chez l'enfant. Les nourrissons
semblent même en être tout à fait exempts, tout se borne
à un peu d'inquiétude, d'abattement et de somnolence
en dehors des heures habituelles de sommeil; il n'y a rien
de typhique dans leur faciès. A trois ans et même dans
les années qui suivent, la participation du système nerveux à la maladie est encore bien peu prononcée. La céphalalgie est très rarement accusée; soit qu'elle n'existe
pas, soit que, les enfants, qui localisent mal la douleur, ne
sachent pas la signaler. Il y a un peu d'abattement dans
la journée, rarement de la stupeur, jamais d'état coma-
teux. Le délire est plus commum ; il est surtout nocturne ;
je l'ai observé chez trois enfants l'un de dix ans, le second
de onze ans et le troisième de treize ans. C'est un délire
d'action qui se rapproche de celui des vieillards ; les petits malades se lèvent, s'habillent, circulent dans la
chambre, se couchent dans le lit de leurs voisins. Il y
a plus rarement du délire de paroles. Dans certains cas
graves on a observé des convulsions ; et, chez un enfant
qui en avait eu, M. Ch. West a constaté une hémiplégie
qui se dissipa peu à peu. On a encore signalé des symptômes méningitiques passagers : le strabisme, l'irrégula-
rité des pupilles, le froncement des sourcils, la douleur
à la pression de l'œil, la rougeur subite de la face, le
coma profond. Bagensky signale encore les cris hydren-
céphaliques, l'hyperesthésie cutanée, la roideur du cou
et des membres, l'opisthotonos et la trémulation générale ; mais ce sont là des curiosités cliniques et à proprement parler des exceptions. Pour terminer cette énu-
mération, je dois dire que le tremblement de la langue
est généralement assez marqué.

Tous les auteurs s'étonnent de la part si peu considérable que tient le système nerveux dans la symptomatologie de la fièvre typhoïde des enfants. Les symptômes céphaliques et nerveux, dit Vogel, ne sont pas aussi prononcés chez les enfants atteints de fièvre typhoïde que l'irritabilité générale à cet âge devrait le faire supposer. M. Archambault témoigne le même étonnement en s'appuyant sur l'impressionnabilité du système nerveux chez les enfants. Il est digne de remarque, dit encore Stœber, qu'à un âge où le système nerveux est si impressionnable, où non-seulement les maladies graves, mais quelquefois de simples indispositions s'accompagnent de mouvements convulsifs, les symptômes nerveux de la fièvre typhoïde soient moins intenses que chez l'adulte.

Tous ces raisonnements reposent sur une notion inexacte de l'anatomie et de la physiologie du système nerveux, dans les premières années de la vie.

Le délire et le coma sont des troubles cérébraux; or le cerveau est un organe très imparfait chez les enfants du premier âge, et dont la réaction est très faible, même sous l'influence de lésions parfois considérables. Au fur et à mesure qu'il se perfectionne, les phénomènes morbides qui traduisent les perturbations fonctionnelles, s'accentuent et se rapprochent de celles qui se manifestent à un âge plus avancé. Chez les jeunes enfants, ce n'est pas tout l'appareil cérébro-spinal qui est impressionnable, mais seulement certaines régions de cet appareil : le bulbe rachidien et la moelle épinière, parce que leur développement étant beaucoup plus avancé que celui du cerveau, elles entrent en fonctions plus tôt que lui, réagissent sous l'influence de la maladie, alors qu'il reste silencieux. Cette réaction morbide se traduit habituellement par des convulsions, phénomène véritablement banal dans l'enfance.

Voilà comment je m'explique l'absence des troubles ou du moins leur atténuation dans le cours de la fièvre typhoïde des jeunes sujets. Quant au fait clinique lui-même, il est de la plus haute importance au point de vue nosographique, car il différencie, plus que toute autre manifestation symptomatique, la dothiénentérie des enfants de celle des adultes.

Température. — Je suis surpris que Vogel ait mis en doute la valeur de l'exploration thermométrique chez les enfants atteints de fièvre typhoïde. J'insiste au contraire sur son importance clinique, surtout chez ceux du premier âge, dont le pouls est si mobile, parfois si insaisissable et si trompeur. Je vous recommande de prendre la température rectale, ce qui est toujours facile à l'âge qui nous occupe ; une minute suffit pour le faire. Il est de toute nécessité de connaître celle du matin et celle du soir.

Vous savez en effet que la dothiénentérie est une fièvre continue à rémissions matinales ; la température matinale et celle du soir, envisagées isolément, donneraient des renseignements insuffisants et parfois même trompeurs. L'étude des oscilllations thermiques à une importance clinique considérable et vous verrez bientôt que, dans certains cas, c'est seulement a l'aide de la courbe qu'elles donnent que l'on peut faire le diagnostic. A l'exemple de M. Jaccoud, nous distinguerons dans la marche de la température trois stades ; celui des oscillations ascendantes, celui des oscillations stationnaires, et celui des oscillations descendantes. Cette division est basée non seulement sur l'élévation thermique, mais encore sur les particularités que présentent les oscillations.

Chez les jeunes sujets, la température est en général moins élevée que chez l'adulte et cette différence est d'autant plus accusée que l'enfant est plus jeune. Chez eux, les oscillations diurnes sont plus accentuées qu'aux autres âges et les deux premiers stades ont souvent une durée moindre ; le troisième est celui qui s'éloigne le moins du type connu. Dans les formes atténuées il se rapproche beaucoup plus de la normale et il n'est pas rare de voir la température du matin arriver à 37° ou ne dépasser ce chiffre que de quelques dixièmes ; si bien que l'on pourrait croire le malade guéri si l'on se contentait du renseignement du matin.

D'une façon générale, les irrégularités dans la marche de la température sont un indice de gravité. Son élévation brusque, surtout le matin, annonce ordinairement une complication. D'autres fois, elle est provoquée par un écart de régime ou une simple fatigue. L'abaissement brusque est produit par une hémorrhagie intestinale ou par une diarrhée abondante.

Lorsque la maladie débute par une angine, ou une pneumonie, la température s'élève rapidement, et, dans le premier stade, la courbe thermique ne présente plus sa forme typique ; elle ne les reprend que lorsque ces affections ont cessé d'agir sur l'ensemble du processus.

MARCHE.—DURÉE.—Dans l'enfance, la fièvre typhoïde a une allure plus rapide et sa durée est habituellement moins longue que chez l'adulte ; voilà ce que l'on peut dire d'une façon générale.

D'après Bagenski, la forme dite abortive serait très fréquente, et caractérisée par une atténuation des symptômes ; surtout par une durée moindre. Schmid cite le cas d'une fille de 11 ans qui ne fut malade que six jours. D'Espine rapporte plusieurs cas avec taches rosées et splénomégalie qui n'avaient duré que huit à dix jours, et même six jours chez un garçon de treize ans. Muller (de Riga) aurait vu plusieurs faits semblables. C'est également à la forme abortive qu'il faut rapporter ceux cités par M. J. Simon qui tiennent le milieu, dit-il, entre l'embarras gastrique fébrile, la fièvre continu-simple et la fièvre typhoïde. — La forme abortive pourrait encore, d'après Bagenski, prendre le masque d'autres maladies et se présente avec les caractères d'une angine, de la grippe, du catarrhe gastro-intestinal,de la fièvre rémittente. — Je ne connais pas de faits semblables. Pour moi, la fièvre typhoïde est une dans son essence et je ne saurais admettre une maladie qui serait un peu moins qu'elle et un peu plus que l'embarras gastrique.

RECHUTES.— Les auteurs sont peu d'accord sur leur fréquence. Vogel les regarde comme rares, Henoch prétend qu'elles ne le sont pas. J'en ai observé deux cas très nets,presque aux deux extrémités de l'enfance, le premier cas, chez un petit garçon d'un an, l'autre chez une fille de onze ans ; dans le premier cas, les accidents recommencèrent trois jours après la guérison de la première atteinte, et, dans le second, six à sept jours après la cessation de la fièvre. — D'une façon générale, les rechutes ont peu de gravité, c'est ce qui existe également chez l'adulte.

Il ne faut pas confondre la fièvre typhoïde à *rechute* avec celle dite *prolongée* ; cette dernière est caractérisée par la longue durée de la maladie, qui peut durer 40 et même 50 jours ; j'en ai observé un exemple très remarquable chez une jeune fille de 14 ans, la fièvre persista pendant 42 jours sans rémission ; il y eut plusieurs poussées de taches rosées.

CONVALESCENCE. — Chez les jeunes enfants, il n'y a pas de transition brusque entre la maladie et la convalescence ; celle-ci ayant été comme préparée dans les derniers jours de la fièvre. Chez les sujets plus âgés, elle constitue une période mieux définie. L'enfant peut rester pendant quelques jours étranger à qui l'entoure ; il ne parle pas, ne reconnaît pas les siens, paraît inconscient et sa physionomie hébétée rappelle celle des idiots. Peu à peu il revient à lui, on le voit ébaucher un sourire qui est sa première manifestation intellectuelle et affective. Puis il s'anime peu à peu, parle, mais comme s'il sortait d'un rêve, et recouvre, bien qu'avec lenteur, tout ce qu'il avait perdu.

Le *poids* du corps subit des variations qu'il est intéressant de constater. Il augmente dans les deux ou trois premiers jours de la maladie. Gerhardt en donne l'explication suivante : les excrétions sont diminuées par le processus fébrile; les selles et les urines sont rares; l'eau s'accumule dans l'économie; la pression du sang est abaissée et les vaisseaux élargis et turgescents en contiennent davantage. Mais, passé cette courte période, les pertes deviennent chaque jour plus considérables. Chez les enfants à la mamelle elles sont moins sensibles, car, si la fièvre diminue en réalité leur appétit, elle augmente leur soif, et les excite à prendre beaucoup de lait et de la sorte ils s'alimentent beaucoup plus que les enfants plus âgés. En outre, comme la destruction atteint surtout le tissu musculaire, qui est encore peu développé chez les nourrissons, leur amaigrissement est infiniment moins prononcé que chez les sujets dont le système musculaire fonctionne activement.

M. Thaon (*Du poids dans les maladies chez les enfants. Arch. de physiologie 1871-72 p. 672*), a fait les mêmes remarques ; il a trouvé une augmentation de poids dans les deux premiers jours de la fièvre ; il l'attribue à l'absorption exagérée des boissons (sous l'influence de la soif), et à la diminution de la sécrétion urinaire; il invoque également la stase du sang dans les principaux viscères et les téguments. D'après le même observateur, le poids s'abaisserait considérablement le troisième ou le quatrième jour et resterait ensuite stationnaire un certain temps; pendant la défervescence, il diminuerait encore, bien qu'il n'y ait plus de diarrhée et que l'alimentation introduise de nouveaux matériaux de combustion; mais, à ce moment, dit-il, il se fait par d'autres voies une élimination considérable; le malade se dépouille à cette période des produits de la combustion restés accumulés dans l'économie. M. Thaon cite des cas où la perte a été en un jour du quinzième du poids du corps.

Pour Gerhardt, il y aurait une période stationnaire assez courte lorsque le poids a cessé de diminuer. Le gain se fait parfois d'une façon prodigieuse au moment de la convalescence.

COMPLICATIONS. — Il ne faut qualifier de la sorte que les affections qui, existant à l'état rudimentaire, ou de germe, si l'on peut ainsi dire, par le fait du terrain, c'est-à-dire de la constitution du sujet, ou de toute autre circonstance, se développent et prennent des proportions qui leur assignent dans le processus morbide une place considérable, et parfois même prédominante. Il faut les distinguer avec soin des maladies ou affections intercurrentes, qui viennent accidentellement frapper le malade, mais qui n'ont aucune relation pathogénique avec la maladie principale.

Au nombre des complications de la dothiénentérie infantile, je dois vous signaler : la bronchite, qui parfois est très intense et très tenace ; la bronchopneumonie qui, lorsqu'elle a une certaine étendue, attirant à elle toute l'activité morbide, se substitue, en quelque sorte, à la maladie primitive et augmente sensiblement sa durée. Dans quelques cas, beaucoup plus rares, la pneumonie, mais une pneumonie franche, fibrineuse, unilatérale, est le premier trouble appréciable, et masque pendant un certain temps, les phénomènes véritablement dothiénentériques, qui n'apparaissent d'une manière nette que lorsque le poumon est dégagé. C'est encore une complication mais elle est très précoce ; comme l'est parfois dans la rougeole, la broncho-pneumonie, qui se montre avant l'éruption. Je suis assez disposé à penser, d'après mon expérience personnelle, que cette pneumo-typhoïde, comme on l'appelle, et dont M. le professeur R. Lépine a récemment fait connaître un exemple (*Société des scien-*

ces médicales de Lyon, deuxième semestre 1882), est plus commune dans l'enfance qu'à l'âge adulte. J'aurai l'occasion d'y revenir, à propos du diagnostic et du pronostic.

La parotide n'est que très exceptionnellement atteinte, et cela n'arrive que chez les sujets voisins de l'adolescence. Dans nos salles, un jeune garçon de 13 ans en a présenté tout récemment un exemple. Au vingt-cinquième jour de la maladie, d'ailleurs très caractérisée, avec épistaxis et taches rosées, après la chute de la fièvre, la parotide gauche se tuméfia brusquement, entrainant l'engagement des ganglions sous-maxillaires quarante-huit heures après ; la droite fut prise de la même manière, au bout de quatre jours durant lesquels il y eut un écoulement de pus par l'oreille droite, et tout rentra dans l'ordre, sans que la température se fût sensiblement élevée. S'il faut voir là une complication, elle est certainement très tardive, et appartient plutôt à la convalescence qu'à la période d'activité morbide.

L'otite de la caisse, qui peut compliquer la dothiénentérie comme les autres pyrexies, entraine parfois une perte plus ou moins complète de l'ouïe.

La gangrène peut atteindre le pharynx, le larynx, la vulve, la région sacro-coccygienne ; mais, de toutes ses localisations, la plus redoutable est celle qui constitue le noma. Suivant Tourdes, sur 98 cas de cette affection, 7 seraient dus à la fièvre typhoïde ; les filles y seraient plus exposées que les garçons.

Je vous ai parlé de l'hémorrhagie intestinale à propos des symptômes, je n'y reviendrai pas.

Weisse le premier a signalé l'aphasie; depuis, Klusemann, Friedrich, Eisenschitz, Gerhardt et d'autres, l'ont observée ; le plus souvent vers le troisième septenaire, chez des garçons de 8 à 11 ans. Elle disparaît en général au bout de trois semaines ; d'autres fois beaucoup plus tôt. Dans un cas d'Eisenschitz, l'autopsie ne fit découvrir aucune lésion ; on s'accorde à considérer ce trouble fonctionnel comme dû à l'épuisement nerveux, à l'état anémique où sont tombés les malades.

Les paralysies sont rares. Henoch a observé un cas de cécité transitoire; Bénédict a constaté la paralysie spinale infantile; une autre fois celle des cordes vocales.

Un certain nombre de maladies peuvent survenir pendant la convalescence, telles sont : la diphthérie, la rougeole, la scarlatine, la variole, la coqueluche. Rilliet et Barthez ont constaté la chorée avec issue fatale ; Trousseau une paralysie hystérique chez une fille de 12 ans.

La mort subite est excessivement rare chez les enfants; à peine mentionnée par les auteurs, elle a été étudiée dans ces derniers temps au point de vue médico-légal par M. Vibert (*Trois cas de mort subite par fièvre typhoïde chez les enfants à la mamelle.* In *Annales d'hygiène publique et de méd. lég.* 1881, p. 353) dont les observations se trouvent reproduites dans la thèse inaugurale du Dr Bontemps (*De la mort subite chez les jeunes enfants.* Paris 1882).

Examinons les observations. Dans l'une, il s'agit d'un enfant de 9 jours ; il n'aurait présenté rien d'anormal, mais il était resté quinze heures avant sa mort sans vouloir téter. A l'autopsie, M. Vibert trouve un pointillé hémorrhagique sur les bras, une forte congestion du système veineux abdominal, les ganglions mésentériques tuméfiés ; les plaques de Peyer également gonflées, mais non ulcérées, la rate augmentée de volume; les poumons très congestionnés, carnifiés par places avec des ecchymoses sous-pleurales ; enfin, des ecchymoses cardiaques.

Pour admettre ici une fièvre typhoïde, il faudrait supposer qu'il y a eu infection intra-utérine ; or, la mère n'était pas atteinte de fièvre typhoïde. J'aime mieux croire qu'il s'agit d'une broncho-pneumonie qui aura

déterminé de la suffocation et une asphyxie rapide ;
l'état des poumons et la présence des ecchymoses sous-
pleurales me permet d'interpréter de la sorte ce cas dans
lequel les lésions du tube digestif et de ses annexes ne
suffissent pas à démontrer la nature dothiénentérique
de la maladie.

La seconde observation est peut-être plus embarras-
sante ; c'est celle d'un enfant de neuf mois qui mourut
subitement un matin ; la veille, il n'avait présenté
aucun trouble de la santé. A l'autopsie, on trouva une
tuméfaction des glanglions mésentériques et des plaques
de Peyer (sans ulcération); de la psorentérie, la rate
grosse et diffluente, de la congestion pulmonaire avec
écume bronchique et des ecchymoses sous-pleurales.

Le troisième cas est emprunté au Dr Descoust. A l'autopsie d'un enfant de six mois, transporté à la Morgue,
M. Descoust trouva les ganglions mésentériques très
volumineux, les plaques de Peyer tuméfiées et ulcérées,
la rate grosse, des ecchymoses sous-pleurales et de
l'écume bronchique. La mort avait été subite.

MM. Vibert et Descoust ne mettent pas en doute pour
ces trois cas le diagnostic de fièvre typhoïde,et ils attri-
buent la mort à la congestion pulmonaire et au catarrhe
bronchique. M. Vibert tire encore cette conclusion que
la fièvre typhoïde peut rester latente chez les enfants à
la mamelle.

Mais, que d'objections à cette manière de voir ! Je
vous ferai observer en premier lieu que le diagnostic
repose uniquement sur la tuméfaction des glandes de
Peyer ; or, cela ne suffit pas, et de l'aveu même de
M. Vibert, les plaques de Peyer sont ordinairement très
développées chez les enfants de moins d'un an ; aussi
faut-il, pour admettre la fièvre typhoïde,que ces plaques
soient ulcérées. En outre, comment admettre que dans
ces cas à terminaison fatale, les malades n'aient présenté
aucun trouble pendant la vie ? Pour ma part j'in-
terprète sans hésitation les deux premiers cas d'une

autre façon ; je crois qu'il s'agissait là, comme je l'ai dit pour le premier, d'une affection pulmonaire et je suppose qu'ils ont succombé à un accès de suffocation. Quant au troisième enfant qui avait six mois, peut être a-t-il succombé à une dothiénentérie.

Quoi qu'il en soit, la mort subite dans la convales-cence de la fièvre typhoïde chez les enfants est excep-tionelle, ou plutôt elle y est à peu près inconnue ; c'est qu'à cet âge le cœur est très résistant et ne subit probablement point les altérations musculaires que détermine la maladie chez les sujets plus âgés.

Anatomie pathologique. — Comme la dothiénentérie est rarement mortelle chez les enfants, les lésions de cette maladie ont été moins bien étudiées que les symptômes.

Je vous en ai déjà dit quelques mots à propos de l'étiologie, et j'ai essayé de vous démontrer qu'un certain nombre de celles qui lui ont été attribuées par quelques observateurs, doivent en être distrai-tes. De toutes, les plus importantes, les plus ca-ractéristiques, sont celles des plaques de Peyer et des follicules clos. M. Bouchut, non sans raison, n'y attache qu'une importance secondaire, exigeant, pour qu'on en tienne compte, qu'elles aient été précédées des symptô-mes qui caractérisent la fièvre typhoïde. Les parties malades sont irrégulières et ne s'étendent qu'à une sur-face peu considérable. Suivant M. Vogel, les ulcérations chez les enfants très jeunes sont tout à fait exception-nelles ; les auteurs qu'il a consultés n'en signalent pas avant la fin de la première année ; et pour lui, il n'en a pas observé au-dessous de 4 ans. En général, tout se borne à une infiltration médullaire des follicules isolés et agminés. Friedleben dit que l'ulcération est rare, il ne l'a pas notée entre 2 et 5 ans. Les follicules sont simplement tuméfiés. M. Bagenski considère également le processus comme plutôt hypertrophique qu'ulcératif. Gerhardt, sur 43 cas, dont il ne dit pas l'âge, a constaté 29 fois des ulcérations. Elles se cicatrisent beaucoup plus rapidement que chez l'adulte.

Les faits qu'il m'a été donné d'étudier me font considérer les ulcérations comme tout à fait exceptionnelles chez les sujets très jeunes. D'ailleurs, cela est parfaitement d'accord avec l'absence si fréquente de la diarrhée sur laquelle j'ai appelé votre attention.

Chez un enfant de 4 ans, Meigs et Pepper ont vu se développer une péritonite suraiguë, ayant eu pour point de départ une plaque de Peyer dont le travail irritatif s'était étendu de proche en proche jusqu'au péritoine.

Après la lésion dont je viens de vous parler et comme lui étant consécutive, je dois noter la tuméfaction des ganglions mésentériques. M. Bouchut lui attribue une importance qui me semble exagérée. Il dit qu'eu égard à l'état des follicules clos et des plaques de Peyer, elle est beaucoup plus accentuée que dans les autres maladies, telles que la scarlatine, etc., où l'on constate ces dernières ulcérations. Hecker a observé la tuméfaction 21 fois sur 43 cas. Certains ganglions avaient atteint le volume d'un œuf de pigeon.

La rate n'est atteinte que dans un petit nombre de cas.

La rareté de l'hypostase pulmonaire s'explique par l'absence d'un décubitus dorsal habituel, et par l'énergie du cœur.

On a parlé de gangrène pulmonaire attribuée, par ceux qui en ont fait mention, à l'introduction dans les voies respiratoires de fragments de la paroi buccale gangrénée chez les sujets atteints de noma.

DIAGNOSTIC. — Reconnaître au début une dothiénentérie est toujours malaisé; et la difficulté croît en raison inverse de l'âge du sujet. Là-dessus tous les cliniciens sont d'accord. Même en temps d'épidémie, l'on songe moins à ce mal, lorsqu'on se trouve en présence d'un enfant, que s'il s'agissait d'un adulte. Ajoutez à cela que le début est insidieux, que les symptômes sont fréquemment très atténués, très frustes et que, partant, ils peuvent échapper même à un œil exercé.

Souvent, en effet, la prostration est à peine sensible. Rien dans l'habitude extérieure et le faciès n'annonce un état typhique. Au lieu de la diarrhée si habituelle chez l'adulte, il n'est pas rare de trouver de la constipation. Enfin, les taches rosées, ce caractère si précieux, sont rares, peu apparentes et fugaces. Pour toutes ces raisons, ce n'est, en général, que par exclusion que l'on arrive à diagnostiquer la maladie ; cela, à une époque tardive, et lorsque la courbe des températures a déjà pris sa forme typique.

Parmi les états morbides qui peuvent simuler la fièvre typhoïde, je dois d'abord vous signaler l'angine pharyngo-amygdalienne, dont je vous ai déjà parlé. Vous savez combien elle est commune dans la deuxième enfance. Il n'est pas rare de croire à son existence, lorsqu'en réalité il s'agit d'une dothiénentérie légère ; et cette erreur est d'autant plus facile à commettre que cette inflammation de l'arrière-gorge, dans un certain nombre de cas, vous vous le rappelez, fait partie de la maladie typhique, et en constitue le premier acte. Alors la température s'élève brusquement très haut ; aussi doit-on bien se garder, comme le fait justement remarquer M. Vaisson, d'amettre avec Wunderlich et Trousseau que toute maladie qui, dès le premier ou le deuxième jour, présente une température de 40°, n'est pas une dothiénentérie.

Les mêmes remarques sont applicables aux cas, d'ailleurs rares, de pneumo-typhoïde, où le mal débute par une inflammation du parenchyme pulmonaire.

Je ne m'arrêterai pas à la tuberculisation généralisée aiguë, qui, chez les enfants, n'en imposera jamais pour une dothiénentérie. Il n'en est pas de même de la méningite tuberculeuse. Elle est une cause d'erreur moins commune qu'on ne le croit généralement ; toutefois,

M. Vogel explique par des méprises les soi-disant guérisons d'hydrocéphalie aiguë, dont quelques auteurs rapportent des exemples. Dans cette dernière maladie, il y a des vomissements, une perte d'appétit, un refus absolu de manger qui n'existent pas dans l'autre à un degré aussi accentué. Rappelez-vous aussi que, chez les sujets très jeunes, la fièvre typhoïde s'accompagne fréquemment de constipation, phénomène habituel dans la méningite ; et j'ai vu plus d'une fois dans la période initiale de celle-ci une diarrhée assez intense, contrairement à l'état opposé que l'on considère à bon droit comme un des meilleurs signes de l'affection.

Vous devrez tenir le plus grand compte des accidents encéphaliques qui prédominent dans la tuberculisation des méninges, tandis qu'ils sont à peine indiqués dans la fièvre typhoïde. La céphalalgie, comme le fait remarquer M. Archambault, est un de ceux contre lesquels il faudra se tenir en garde.

Le pouls est presque toujours régulier dans la maladie qui nous occupe, tandis qu'il présente des intermittences dans l'autre où il est loin de suivre dans ses oscillations la température. Celle-ci, dans la courbe qu'elle décrit, ne présente pas les trois stades, et les rémissions presque typiques de la dothiénentérie.

Je ne m'arrêterai pas à l'entérite, qui par l'absence ou le peu d'intensité de la fièvre, la douleur abdominale qu'elle provoque, s'éloigne notablement de la fièvre typhoïde.

La bronchite et la broncho-pneumonie ne causeront quelque embarras que dans les cas où faisant partie du processus dothiénentérique, elles prennent d'emblée une grande intensité. Mais, si elles sont isolées, les signes locaux et la forme de la courbe thermique ne permettront pas une longue hésitation.

On a beaucoup trop insisté, à mon avis, sur l'erreur où pouvait faire tomber l'existence d'une ostéo-myélite. Certes, ce mal provoque un ensemble de symptômes qui rappellent l'état typhique, mais les troubles locaux que l'on y constate et parmi lesquels la douleur tient le premier rang, rectifieront bien vite une fausse direction.

Il est une circonstance où l'embarras est très grand ; c'est lorsque la fièvre typhoïde se développe sous le couvert d'une autre maladie, surtout si cette dernière a été longue et grave. La fièvre s'est atténuée graduellement et même a disparu ; tout à coup elle se manifeste de nouveau ou redouble. Ce n'est pas à une nouvelle maladie que l'on songe, mais à un retour offensif de celle que l'on croyait éteinte. J'ai observé un cas de cette sorte avec un de mes confrères, M. le D^r d'Ornellas, chez un jeune garçon de huit ans atteint de pérityphlite. Ici, le diagnostic fut d'autant plus difficile que le mal primitif siégeait dans une région qui devient douloureuse chez les typhiques. L'apparition de quelques taches lenticulaires et l'inspection de la courbe thermique qui avait été tracée avec le plus grand soin vinrent d'ailleurs assez rapidement nous éclairer.

A ne considérer que l'habitude extérieure des jeunes malades, l'on peut dire, au point de vue qui nous occupe, que jusqu'aux premières manifestations de la puberté, la dothiénentérie, par sa bénignité apparente, peut faire prendre le change. Peu ou pas de troubles neuropathiques. Les enfants assis sur leur lit, parfois même au coin du feu, avec une langue presque normale, jouent, causent et demandent à manger. Mais, dès que la puberté s'est fait sentir, des troubles névropathiques apparaissent, qui, à l'intensité près, rappellent ceux des adultes.

Sur la question du PRONOSTIC, il y a quelques divergences entre les cliniciens. Cela tient à ce que l'on n'a pas suffisamment précisé l'âge des malades.

Chez les nouveau-nés, disent MM. d'Espine et Picot, le mal a une gravité exceptionnelle. M. Gerhardt est du même avis, et, d'après lui, c'est du 6ᵉ au 7ᵉ jour que la mort subite a été surtout observée. Bagenski a perdu de 6 à 8 de ses malades pour cent et Steffen 10 sur 148 ; Frauque, dans le grand duché de Hassau, 10 pour 100.

Toutes ces appréciations me paraissent trop pessimistes ; et, dans ma clinique de l'hospice des Enfants assistés, la fièvre typhoïde est beaucoup moins redoutable que la rougeole, la scarlatine, la coqueluche ét la pneumonie. C'est que les jeunes enfants, comme le remarque très judicieusement M. Vogel, présentent une merveilleuse force de résistance, et peuvent se rétablir d'une manière assez prompte, alors même qu'ils sont arrivés aux dernières limites de l'amaigrissement ; mais c'est à la condition que leur appétit ne faillira pas. Aussi, n'y a-t-il pas de signe pronostique plus fâcheux que l'intolérance pour les aliments et le refus de toute alimentation.

Je résumerai ce qui précède en disant que, chez les jeunes enfants atteints de dothiénentérie, la guérison est la règle, et qu'elle est d'autant plus probable qu'ils sont moins âgés. Lorsque la terminaison doit être fatale, elle a lieu plus tôt que chez l'adulte ; en moyenne du sixième au dixième jour.

Traitement.—M. Vogel dit très justement qu'il est beaucoup plus facile de nuire à un enfant atteint de fièvre typhoïde, en lui administrant des médicaments, que de lui être utile. Je partage cette manière de voir et je m'y conforme chaque jour dans ma pratique. J'estime que le médecin doit intervenir le moins possible et s'abstenir de toute médication spoliatrice, surtout chez les sujets très jeunes.

Pour faire ressortir l'utilité de l'action médicale, je vais passer successivement en revue les différentes affections qui font partie du processus dothiénentérique, et je vous dirai à l'aide de quel moyen on devra les com-

battre lorsqu'elles prendront des proportions redou-
tables.

Les garde-robes sont rarement très abondantes et
très liquides; mais,quand elles le deviennent et s'accompagnent d'un certain degré de ballonnement du ventre,
on soulagera les malades en leur administrant deux ou
trois fois par jour un lavement frais, qui, suivant les
cas, sera d'eau de chaux pure ou d'un mélange à parties
égales de ce liquide et d'une infusion de camomille.
Dans le cas de selles fétides, je fais donner, deux fois
dans les vingt-quatre heures, un lavement d'eau phé-
niquée.

La constipation sera combattue à l'aide de décoctions
émollientes ou d'eau additionnée de glycérine que l'on
introduira par la même voie que les liquides précédents.
Si les résultats obtenus ne sont pas suffisants, on fera
prendre par la bouche de l'huile de ricin ou toute autre
préparation purgative.

L'hyperthermie, bien qu'elle soit moins redoutable
chez les jeunes enfants qu'aux autres âges, doit être
surveillée avec le plus grand soin. On veillera à ce que
la température de la chambre ne dépasse pas 17 ou 18
degrés, et à ce que les petits malades ne soient pas
accablés par le poids de couvertures trop abondantes ou
trop chaudes. On les changera de lit aussi souvent que
possible, et ils tireront de là un double bénéfice, à
savoir : un abaissement momentané de leur température
et leur éloignement d'un milieu qu'ils auront souillé de
leurs émanations et de leurs déjections.

L'application de l'eau froide à l'extérieur est facile
chez les sujets qui nous occupent. S'il n'existait aucune
complication thoracique et que la température dépasse
40°, on pratiquera avec avantage deux fois par jour une
lotion d'eau légèrement vinaigrée à 15 ou 20 degrés.
MM. Vogel et Archambault préfèrent le maillot appliqué
trois ou quatre fois dans les 24 heures. L'opération con-
siste à envelopper le petit malade dans un drap mouillé

et dans une couverture de laine et à le remettre dans son lit au bout de 20 minutes.

Comme M. Bagenski, je redoute les bains froids à 20, 22 et 25 degrés. Ils peuvent en effet provoquer du collapsus et des accidents du côté du cœur et des organes respiratoires. Il ne me semble pas moins dangereux de plonger les enfants dans un bain à 25° que l'on refroidit successivement à 22° et même à 20°. La quantité de calorique enlevée ainsi à l'organisme est beaucoup plus considérable que par de l'eau très froide d'emblée. Riess recommande de maintenir plusieurs heures de suite les petits malades dans un bain tiède. Cela ne sera pas toujours facile.

Le sulfate de quinine à dose massive est recommandé par quelques cliniciens comme antipyrétique. Riess, à un enfant de un à deux ans, en donne de 50 centigrammes à 1 gramme en deux fois le soir. Voici suivant quelle méthode il est administré par Hagenbach :

De 1 à 2 ans	de 70 centigr. à 1 gram.
De 3 à 5 ans	de 70 — à 1 gr. 50.
De 11 à 15 ans	de 1 gram. à 2 gr.

Ce médicament peut être employé en même temps que l'eau froide.

Stephen est partisan de l'acide salicylique qu'il administre à des doses trois fois plus fortes que le sulfate de quinine et à des intervalles plus éloignés. Gerhardt repousse au contraire le médicament.

M. Ch. West dit avoir obtenu des effets merveilleux de l'opium associé à l'émétique, dans les cas d'excitabilité excessive et du délire. Voici par exemple la prescription qu'il fait pour un enfant de 5 ans.

| Laudanum de Sydenham. . . | 25 centigrammes. |
| Tartre stibié . . . . | 16 milligrammes. |

Sans repousser d'une manière absolue ces médicaments, je vous conseille de n'y avoir recours que lorsque vous vous trouverez en présence de cas d'une gravité exceptionnelle.

Vous ne sauriez surveiller l'alimentation avec trop de soin, en vous rappelant ce précepte d'Alphonse Leroy : qu'il est indispensable de nourrir les enfants plus que les adultes dans les maladies aiguës. C'est qu'en effet le jeune enfant a besoin de deux rations ; l'une d'entretien, l'autre de développement ; et comme celle-ci prime la première, quand elle ne trouve pas dans les produits de la digestion les ressources qui lui sont nécessaires, elle les prend à l'organisme lui-même. Les époques des maladies ne doivent pas être pour les enfants des époques d'abstinence ; et la diète que peuvent supporter les adultes est pour eux parfois pernicieuse.

Aux nourrissons ne refusez jamais le sein, et donnez du lait d'ânesse si celui de femme fait défaut.

Je vous recommande, d'une manière non moins expresse, ce lait pour les enfants sevrés, ou celui de vache coupé d'un tiers d'eau sucrée. Vous ajouterez au régime du bouillon et des potages très légers.—Au-dessus de trois ans, il ne faut rien ajouter à ces aliments, qui seront donnés plus fréquemment et en quantité plus considérable. — Vous donnerez à boire de l'eau rougie, des grogs préparés avec du cognac ou du rhum, de l'orangeade, de la limonade, en ayant soin de ne sucrer que très faiblement ces liquides.

C'est surtout à la fin de la maladie et au début de la convalescence que le régime alimentaire doit être surveillé avec la plus grande attention ; une indigestion peut être le point de départ de graves accidents. J'ai vu, chez un enfant de 13 ans, la température s'élever brusquement de près de 4 degrés, à la suite d'un repas trop copieux.

Que doit-on conseiller en temps d'épidémie ?

M. Bouchardat n'exige pas que l'on sorte de la ville

où elle règne, à moins qu'elle n'ait une grande intensité.
« Les contages, dit-il, par leur action lente, commu-
niquent une immunité relative ; et si la maladie se
déclare, elle revêt une forme légère. » Je suis volontiers
de l'avis de M. Bouchardat ; j'ajoute que cette atteinte,
la dothiénentérie ne récidivant que dans des cas exceptionnels, met les sujets à l'abri des dangers qu'elle fait
courir lorsqu'elle frappe en dehors de l'enfance.

TABLE DES MATIÈRES

PARIS — IMP. V. GOUPY ET JOURDAN, RUE DE RENNES, 71.

PUBLICATIONS

DU

PROGRÈS MÉDICAL

6, rue des Écoles, 6.

LE PROGRÈS MÉDICAL

JOURNAL DE MÉDECINE, DE CHIRURGIE ET DE PHARMACIE.

Rédacteur en chef : **BOURNEVILLE.**

Paraissant le samedi par cahier de 24 ou 32 p. in-4° compacte sur 2 colonnes.

Un an, 20 fr. — 6 mois, 10 fr.

Pour les étudiants en médecine, un an, 12 fr.

Les Bureaux du **Progrès médical** *sont ouverts de midi à cinq heures.*

LE PROGRÈS MEDICAL : Tome I (1873), épuisé.—Tome II (1874), épuisé.—
Tome III (1875), vol. in-4 de 800 pages avec 50 figures, prix : 16 fr. —
Tome IV (1776), vol. in-4 de 960 pages avec 84 fig., prix : 16 fr. —
Tome V (1877). vol. in-4 de 1000 pages avec 95 fig., prix : 20 fr. —
Tome VI (1878), vol. in-4 de 1020 pages avec 103 fig., prix : 20 fr.
— Tome VII (1879), vol. in-4 de 1064 pages avec 124 fig., prix : 20 fr.
—Tome VIII (1880), vol. in-4 de 1086 pages avec 88 fig., prix : 20 fr. —
Tome IX (1881), vol. in-8 de 1071 pages avec 72 fig., prix : 20 fr. — Pour
nos abonnés. — Prix : 12 fr. chaque année.

AIGRE (D.) **Étude clinique sur la métalloscopie et la métallothérapie
externe dans l'anesthésie.** Un vol. de 86 pages. — Prix : 2 fr. 50. —
Pour nos abonnés , ... 1 fr. 75.

AIGRE. *Voir* BRODIE.

ANNÉE MÉDICALE(L'),résumé des progrès réalisés dans les sciences médicales pendant l'année, publiée sous la direction du Dr Bourneville, avec la
collaboration de MM. Aigre, Auvard, G. Ballet, A. Blondeau, E. Brissaud,
P. Budin, R. Calmettes, J. Cornillon, L. Cruet, H. Duret, Ch. Féré, Gilles
de la Tourette, A. Josias, Laffont, Malherbe, Maunoury, Poncet (de Cluny),
Poirier, F. Raymoud, P. Regnard, A. Sevestre, E. Teinturier, R. Vigouroux, collaborateurs du *Progrès médical.* Paraît tous les ans, pendant le
courant du mois d'avril, analysant les progrès réalisés au point de vue médical pendant l'année précédente. Quatre volumes sont en vente. Un volume
in-18 Charpentier. Première et deuxième années (1878, 1879). — Prix :
3 fr. 50 chaque volume. — Pour nos abonnés ; par la poste, 3 fr. ; dans
nos Bureaux, 2 fr. 50. — Troisième et quatrième années (1880, 1881). —
Prix : 4 fr. chaque volume. — Pour nos abonnés, par la poste, 3 fr. 50;
dans nos bureaux . . . . 3 fr.

ARCHIVES DE NEUROLOGIE, Revue des maladies nerveuses et mentales,
paraissant tous les deux mois sous la direction de J. M. CHARCOT, par MM.
Amidou, Ballet, Bernard, Bitot (P.), Blaise, Blanchard, Bouchereau,
Briand, Brissaud (E.), Brouardel (P.), Bonnaire, Charpentier, Cotard,
Debove (M.), Delasiauve, Dreyfous, Duret, Duval (Mathias), Erlisky, Féré
(Ch.), Ferrier, Gilles de la Tourette, Gilbert, Gombault, Grasset, Hervé,
Huchard, Joffroy (A.), Kéraval, Landouzy, Magnan, Marie, Maygrier,
Mayor, Musgrave-Clay, Mierzejewski, Neumann, Pignol, Pierret, Pitres,
Raymond, Regnard (P.), Rouget, Richer, G.), Séguin (E.G.), Straus,
Talamon. Teinturier (E.), Thulié (H.), Troisier (E.), Vigouroux (R.), Voisin
(J.), Wuillamier. — Rédacteur en chef : BOURNEVILLE ; — Secrétaire

de la rédaction : Ch. Féré. — Chaque fascicule se compose de huit à neuf feuilles in-8° carré, et de plusieurs planches chromo-lithographiées. — Abonnement pour un an : Paris : 20 fr. — France et Algérie : 22 fr. — Union postale : 23 fr. — Outre-mer (en dehors de l'union postale) : 25 fr. — Les numéros séparés : 4 fr. 50. — Les abonnements sont reçus aux Bureaux du *Progrès Médical*, 6, rue des Ecoles, à Paris, et dans tous les Bureaux de poste de France, de Belgique, de Suisse, de Hollande et d'Algérie, sans autres frais que le prix de l'abonnement indiqué ci-dessus. Pour les autres pays, prière d'envoyer un mandat-poste avec l'ordre d'abonnement.

AVEZOU (J.-C.) **De quelques phénomènes consécutifs aux contusions des troncs nerveux du bras et à des lésions diverses des branches nerveuses digitales.** Etude clinique avec quelques considérations sur la distribution anatomique des nerfs collatéraux des doigts. Un vol. in-8 de 144 pages. — Prix : 3 fr. 50. — Pour nos abonnés. 2 fr. 50.

BALLET (G.). **Contribution à l'étude des réflexes tendineux.** Note sur l'état de la réflectivité spinale dans la fièvre typhoïde. Brochure in-8° de 16 pages. — Prix : 75 c. — Pour nos abonnés . . . . 50 c.

BALLET (G.). — **Recherches anatomiques et cliniques sur le faisceau sensitif et les troubles de la sensibilité dans les lésions du cerveau.** Vol. in-8° de 197 pages, avec 10 figures dans le texte. Paris 1881. Prix : 3 fr. 50. — Pour nos abonnés . . . . 2 fr. 50

BALZER (F.) **Contribution à l'étude de la Broncho-Pneumonie.** Vol. de 84 pages, orné d'une planche en chromo-lithographie. — Prix : 2 fr. 50. — Pour nos abonnés . . . . 1 fr. 75.

BARATOUX. *Voir* Miot.

BÉHIER. **De la pellagre sporadique.** Leçons faites à l'Hôtel-Dieu les 14 et 18 juillet 1873, recueillies par MM. Liouville et Straus. Brochure in-8 de 24 pages. — Prix : 75 c. — Pour nos abonnés . . . . , ... 50 c.

BÉHIER. **Étude de quelques points de l'urémie.** (Clinique, théories, expériences.) Leçons faites à l'Hôtel-Dieu les 12 et 14 mars 1873, recueillies par MM. Liouville et Straus. Brochure in-8° de 25 pages. — Prix : 75 c. — Pour nos abonnés . . . . , ... 50 c.

BESSON (I.). **Dystocie spéciale dans les accouchements multiples.** Volume in-8° de 92 pages. — Prix : 2 fr. — Pour nos abonnés. 1 fr. 25.

BÉTOUS. **Étude sur le tabes dorsal spasmodique.** Brochure in-8° de 46 pages. — Prix : 1 fr. 50. — Pour nos abonnés . . . . 1 fr.

BEURMANN (de). *Voir* Vidal.

BITOT. **Essai de stasimétrie ou de mesure de la consistance des corps organiques mous.** (Etude de la consistance du corps vitré.) Brochure in-8° de 21 pages, avec 8 figures dans le texte. — Prix : 75 c. — Pour nos abonnés.. . . . . 50 c.

BITOT. **Essai de topographie cérébrale par la cérébrotomie méthodique.** Conservation des pièces normales et pathologiques par un procédé particulier. Un volume in-4° de 40 pages de texte avec 7 figures intercalées et 17 planches en photographie représentant des coupes cérébrales, 1878. — Prix : 12 fr. — Pour nos abonnés . . . . 9 fr.

BITOT. **La capsule interne et la couronne rayonnante** d'après la cérébrotomie méthodique. Un volume in-8° de 48 pages avec 14 planches hors texte. — Prix 5 fr. — Pour nos abonnés . . . . 3 fr. 50.

BITOT (P.). **Contribution à l'étude du mécanisme et du traitement de l'hémorrhagie liée à l'insertion vicieuse du placentä.** Volume in-8 de 184 pages. — Prix : 3 fr. 50. — Pour nos abonnés . . . . 9 fr. 50

BLAISE (H.) **De la cachexie pachydermique** (myxœdème des auteurs anglais). Brochure in-8° de 40 pages. — Prix : 1 fr. 25. — Pour nos abonnés 90 c.

BLANCHARD (R). De l'anesthésie par le protoxyde d'azote, par la méthode du professeur P. BERT. — Un volume de 101 pages avec 3 figures. — Prix : 3 fr. — Pour nos abonnés. . . . . 2 fr.

BLOCQ (P.). Note sur un cas de rétrécissement des deux orifices auriculo-ventriculaires. Brochure in-8° de 7 pages. — Prix : 50 c. — Pour nos abonnés. . . . . 35 c.

BLONDEAU (A.) Etude clinique sur le pouls lent permanent avec attaques syncopales et épileptiformes. — Un vol. in-8 de 72 pages.— Prix : 2 fr. — Pour nos abonnés . . . . 1 fr, 35

BLONDEAU. *Voir* BOURNEVILLE.

BOE (J. B. F.). Essai sur l'aphasie consécutive aux maladies du cœur. Un vol. in-8 de 164 pages.— Prix : 3 fr. — Pour nos abonnés . . 2 fr.

BONNEFOY. *Voir* ONIMUS,

BONTEMPS. De la mort subite chez les jeunes enfants. Un vol. in-8 de 83 p. — Prix : 3 fr. — Pour nos abonnés . . . . 2 fr.

BOUCHARD. *Voir* CHARCOT.

BOUDET de PARIS (M.). Des actes musculaires dans la marche de l'homme. Brochure in-8 de 12 pages — Prix : 0 fr. 60. — Pour nos abonnés . . . . 40 cent.

BOUDET de PARIS (M.). Note sur deux cas d'occlusion intestinale traités et guéris par l'électricité. Brochure in-8 de 16 pages. — Prix : 0 fr. 60. — Pour nos abonnés . . . . 40 cent.

BOUDET de PARIS (M.). Traitement de la douleur par les vibrations mécaniques. Brochure in-8° de 7 pages. — Prix : 50 cent. — Pour nos abonnés. . . . . 35 c.

BOUDET DE PARIS. *Voir* DEBOVE, HAYEM.

BOURNEVILLE. Études cliniques et thermométriques sur les maladies du système nerveux. Premier fascicule : Hémorrhagie et ramollissement du cerveau. Paris, 1872. In-8 de 168 pages avec 22 fig. — Prix : 3 fr. 50. Pour nos abonnés, 2 fr. 50. — Deuxième fascicule : Urémie et éclampsie puerpérale ; épilepsie et hystérie. Paris, 1873. In-8 de 160 p, avec 14 fig. — Prix : 3 fr. 50, — Pour nos abonnés. . . . . 2 fr. 50.

BOURNEVILLE et BLONDEAU. Des services d'accouchements dans les hôpitaux de Paris. Brochure in-8° de 49 pages. Paris, 1881.— Prix 1 fr. — Pour nos abonnés . . . . 75 c.

BOURNEVILLE. Le choléra à l'hôpital Cochin. (Étude clinique). Paris, 1865. Brochure de 48 pages, — Prix : 1 fr.— Pour nos abonnés. . 70 c.

BOURNEVILLE. Mémoire sur la condition de la bouche chez les idiots, suivi d'une étude sur la médecine légale des aliénés. Paris, 1863. Gr. in-8 de 28 p. à deux colonnes.— Prix : 1 fr.— Pour nos abonnés, 70 c.

BOURNEVILLE. Notes et observations cliniques et thermométriques sur la fièvre typhoïde. Vol. in-8 compacte de 80 pages, avec 10 tracés en chromo-lithographie.— Prix : 3 fr. — Pour nos abonnés. . . . 2 fr.

BOURNEVILLE. Recherches cliniques et thérapeutiques sur l'épilepsie et l'hystérie. Vol. in-8 de 200 pages avec 5 fig. dans le texte et 3 planches.— Prix : 4 fr. —Pour nos abonnés. . . . . 2 fr. 75.

BOURNEVILLE. Science et miracle : Louise Lateau ou la Stigmatisée belge. Vol. in-8 de 88 pages avec 2 fig. dans le texte et une eau forte dessinées par P. Richer. — 2° édition, revue, corrigée et augmentée. — Prix : 2 fr. 50. — Pour nos abonnés. . . . . 1 fr. 50

BOURNEVILLE. Écoles municipales des infirmières laïques : laïcisation de l'Assistance publique. (Discours prononcés en 1880, 1881, 1882). Trois brochures in-8°. — Prix de chacune de ces brochures : 50 c.— Pour nos abonnés . . . . 30 c.

BOURNEVILLE. **Laïcisation de l'assistance publique.** Conférence faite à l'Association philotechnique le 26 décembre 1880. Brochure in-8° de 23 pages. — Prix 75 cent. — Pour nos abonnés. . . . . 50 c.

BOURNEVILLE. **Mémoire sur l'inégalité de poids entre les hémis-phères cérébraux des épileptiques.** Brochure grand in-8° de 8 pages.— Prix : 50 c. — Pour nos abonnés. . . . . 35 c.

BOURNEVILLE et L. GUÉRARD. **De la sclérose en plaques dissémi-nées.** Vol. gr. in-8 de 240 pages avec 10 fig. et 1 planche. — Prix : 4 fr. 50. — Pour nos abonnés . . . . 3 fr.

BOURNEVILLE et d'OLIER. **Recherches cliniques et thérapeutiques sur l'épilepsie, l'hystérie et l'idiotie.** Compte-rendu du service des épileptiques et des enfants idiots et arriérés, de Bicêtre, pendant l'année 1880. Brochure in-8° de 74 pages.—Prix : 3 fr.— Pour nos abonnés 2 fr.

BOURNEVILLE et REGNARD. **Iconographie photographique de la Sal-pêtrière.** Cet ouvrage paraît par livraisons de 8 à 16 pages de texte et 4 photo-lithographies. Douze livraisons forment un volume. Les *trois premiers volumes* sont en vente. — Prix de la livraison : 3 fr. — Prix du volume : 30 fr.— Pour les abonnés du *Progrès médical*, prix du volume, 20 fr. — 3° volume complet : 1re livraison, nouvelle observation d'hystéro-épilepsie ; — 2° livraison, variétés des attaques hystériques ; — 3° et 4° livraisons, des régions hystérogènes ;—5°, 6° et 7° livraisons, du sommeil des hystériques ; — 7°-12° livraisons, des attaques de sommeil : hypnotisme, somnambulisme, catalepsie, sabbat, etc. — Nous avons fait relier quelques exemplaires dont le texte et les planches sont montés sur onglets ; demi-reliure, tranche rouge, non rognés.— Prix de la reliure. 5 fr.

BOURNEVILLE et TEINTURIER. **G. V. Townley ou du diagnostic de la folie au point de vue légal.** Paris, 1865. Brochure in-8 de 16 pages.— Prix : 0 fr. 50. — Pour nos abonnés . . . . 35 ecnt.

BOURNEVILLE et TEINTURIER. **Le sabbat des sorciers.** — 1er volume de la *Bibliothèque diabolique.* Brochure in-8° de 40 pages, avec 25 figures dans le texte et une grande planche hors texte. Il a été fait de cet ouvrage un tirage de 500 exemplaires numérotés à la presse ; 300 exem-plaires sur papier blanc, vélin. N°° 1 à 300. — Prix : 3 fr. — Pour nos abonnés 2 fr. 50. (Tirage dont il ne nous reste que quelques exemplaires); 150 exemplaires sur parchemin, N°° 301 à 450. — Prix : 4 fr, — Pour nos abonnés, 3 fr. — 50 exemplaires sur japon, N°° 451 à 500. — Prix : 6 fr. — Pour nos abonnés, 5 fr. — Nous avons fait cartonner quelques exem-plaires sur papier vélin ; dos toile, plats marbrés, tranches non rognées. Prix du cartonnage . . . . 1 fr.

BOURNEVILLE. *Voir* CHARCOT.

BOYER (H. Cl. de). **Note sur un cas de méningite cérébro-spinale aiguë d'origine rhumatismale.** Brochure in-8° de 20 pages — Prix : 75 cent. — Pour nos abonnés. 50 c.

BOYER (H. Cl. DE). **De la thermométrie céphalique.** Brochure in-8° de 28 pages. — Prix, 60 cent. — Pour nos abonnés. . . . . 40 cent.

BOYER (H. Cl. DE). **Études topographiques sur les lésions corticales des hémisphères cérébraux.** Volume in-8 de 290 pages, avec 104 figures intercalées dans le texte et une planche. Paris, 1879. — Prix : 6 fr. — Pour nos abonnés. . . . . 4 fr.

BRICON (P.). **Du traitement de l'épilepsie.** (Hydrothérapie. — Arséni-caux. — Magnétisme minéral.— Sels de pilocarpine). Vol. in-8° de 262 p.,

avec 15 fig. dans le texte. Paris, 1882. — Prix : 5 fr. — Pour nos abonnés. . . . . 3 fr. 50

BRISSAUD (E.). Faits pour servir à l'histoire des dégénérations se-
condaires dans le pédoncule cérébral. Brochure in-8 de 20 pages
avec 8 figures. — Prix : 75 cent. — Pour nos abonnés. . . . . 50 cent.

BRISSAUD (E.). Recherches anatomo-pathologiques et physiologiques sur la contracture permanente des hémiplégiques. Un vol.
in-8 de 210 pages avec 42 figures dans le texte. — Prix : 5 fr. — Pour
nos abonnés. . . . . 4 fr.

BRISSAUD. *Voir* CHARCOT et FOURNIER.

BRISSAUD (E.) ET MONOD (E.) Contribution à l'étude des tumeurs
congénitales de la région sacro-coccygienne. Paris, 1877, Vol. in-8
de 16 pages.— Prix : 50 cent. — Pour nos abonnés. . . . . . . 35 cent.

BRODIE (B).Leçons sur les affections nerveuses locales,traduites de l'anglais par le D⟨r⟩ Douglas-Aigre.—Volume in-8 de 62 pages.—Prix:1 fr. 50 ;
Pour nos abonnés . . . . 1 fr.

BUDIN (P.). De la tête du fœtus au point de vue de l'obstétrique.
Recherches cliniques et expérimentales. Gr. in-8 de 112 pages, avec de
nombreux tableaux. 10 figures intercalées dans le texte, 36 planches noires
et une planche en chromo-lithographie. — Prix : 10 fr. — Pour nos abonnés. . . . . 6 fr.

BUDIN (P.). Recherches sur l'Hymen et sur l'orifice vaginal. Volume
in-8 de 40 pages avec 24 figures.—Prix : 1 fr. 50.— Pour nos abonnés, 1 fr.

BUDIN (P.). De certains cas dans lesquels la docimasie pulmonaire
hydrostatique est impuissante à donner la preuve de la respira-
tion. Brochure in-12 de 16 pages.—Prix : 40 c.—Pour nos abonnés 30 c.

BUDIN (P.). Obstétrique.(Recherches cliniques). — Le palper abdominal.
— La présentation du siège. — Le releveur de l'anus chez la femme.
Un vol. in-8° de 48 pages, avec fig. dans le texte. — Prix : 1 fr. 50. —
Pour nos abonnés. . . . . 1 fr.

BUDIN (P.). Recherches physiologiques et cliniques sur les accouchements. Une brochure in-8° de 36 pages. — Prix : 1 fr. 25. — Pour
nos abonnés. . . . . 90 c.

CARTAZ (A.). Notes et observations sur le tétanos traumatique.
Brochure in-8. —Prix : 50 cent.— Pour nos abonnés . . . . . 35 cent.

CHARCOT (J.-M.). Leçons sur les maladies du système nerveux, faites
à la Salpêtrière, recueillies et publiées par BOURNEVILLE. Tome I : Troubles
trophiques; — Paralysie agitante; — Sclérose en plaques ; — Hystéro-épilepsie. Paris, 1880. 4ᵉ édition. Vol. in-8 de 428 pages avec 25 figures et
10 planches en chromo-lithographie. — Prix : 13 fr. — Pour nos abonnés . . . . 10 fr.

CHARCOT (J.-M.). Leçons sur les maladies du système nerveux, faites
à la Salpêtrière, recueillies et publiées par BOURNEVILLE. Tome II : *De
anomalies de l'ataxie locomotrice ; — De la compression lente de la moell
épinière* (mal de Pott, cancer vertébral, etc.); — *Des amyotrophies* (paralysie infantile, paralysie spinale de l'adulte, atrophie musculaire protopa-
thique, sclérose des cordons latéraux, etc.); — *Tabès dorsal spasmodique;
— Hémichorée post-hémiplégique; — Paraplégies urinaires; — Vertige de
Ménière ;—Epilepsie partielle d'origine syphilitique;—Athétose;—Appen-
dice, etc.* Paris, 1880. 3ᵉ édit.Vol. in-8° de 496 pages avec 33 figures dans
le texte et 10 planches en chromo-lithographie.— Prix : 14 fr.— Pour nos
abonnés. . . . . 10 fr.

CHARCOT (J.-M.). Leçons sur les localisations dans les maladies de la moelle épinière, recueillies et publiées par E. BRISSAUD. Vol. in-8 de 260 pages avec 45 figures dans le texte.— Prix : 6 fr.— Pour nos abonnés. . . . . **4 fr.**

CHARCOT (J.-M.). Leçons sur les localisations dans les maladies du cerveau et de la moelle épinière, recueillies et publiées par BOURNEVILLE et E. BRISSAUD. In-8 de 428 pages avec 87 figures dans le texte.— Prix : 11 fr. — Pour nos abonnés.. . . . . **8 fr.**

CHARCOT (J.-M.). Leçons sur les maladies du foie, des voies billaires et des reins, faites à la Faculté de médecine de Paris, recueillies et publiées par BOURNEVILLE, SEVESTRE et BRISSAUD. Deuxième édition augmentée des LEÇONS SUR LES CONDITIONS PATHOGÉNIQUES DE L'ALBUMINURIE. Un volume in-8 de 442 pages, orné de 37 figures et de 7 planches chromolithographiques.— Prix : 12 fr. — Pour nos abonnés. . . . . **8 fr.**

CHARCOT (J.-M.). La médecine empirique et la médecine scientifique. Parallèle entre les anciens et les modernes.—Leçon d'ouverture d'un cours de pathologie interne professé à l'Ecole pratique de médecine pendant le semestre d'été 1867. Brochure in-8 de 24 pages. — Prix : 50 c. — Pour nos abonnés. . . . . **35 c.**

CHARCOT (J.-M.). Note sur l'état anatomique des muscles et de la moelle épinière dans un cas de paralysie pseudo-hypertrophique. Brochure in-8 de 13 pages. — Prix : 50 c. — Pour nos abonnés. . **35 c.**

CHARCOT (J.-M.). Leçons sur les conditions pathogéniques de l'albuminurie, recueillies par E. BRISSAUD. Un volume in-8° de 51 pages. Paris, 1881. — Prix : 3 fr. — Pour nos abonnés . . . . **2 fr.**

CHARCOT (J.-M.). Leçons cliniques sur les maladies des vieillards et les maladies chroniques. Un fort volume in-8 de 310 pages avec figures dans le texte et 3 planches en chromo-lithographie.— Prix : cartonné à l'anglaise : 8 fr. —Pour nos abonnés. . . . . **7 fr.**

CHARCOT (J.-M.) et BOUCHARD (CH.). Sur les variations de la température centrale qui s'observent dans certaines affections convulsives et sur la distinction qui doit être établie à ce point de vue entre les convulsions toniques et les convulsions cloniques. Brochure in-8. — Prix : 60 cent. — Pour nos abonnés. . . . . . . **40 cent.**

CHARCOT (J.-M.) et GOMBAULT. Note sur un cas de lésions disséminées des centres nerveux observées chez une femme syphilitique. Brochure in-8 avec planches chromo-lithog. — Prix : 1 fr. — Pour nos abonnés. . . . . **70 c.**

CHARCOT (J.-M.) et GOMBAULT. Contribution à l'étude anatomique des différentes formes de la cirrhose du foie. Brochure in-8 de 37 pages, avec 2 pl. en chromo-lithographie. — Prix : 2 fr. — Pour nos abonnés . . . . **1 fr. 50**

CHARCOT (J.-M.) et PITRES (A.). Nouvelle contribution à l'étude des localisations motrices dans l'écorce des hémisphères du cerveau. Brochure in-8° de 56 pages avec figures dans le texte. — Prix : 2 fr. — Pour nos abonnés. . . . . **1 fr. 35.**

CHARPENTIER. *Voir* LANDOLT.

CHOUPPE (H.). Recherches thérapeutiques et physiologiques sur l'ipéca. Paris, 1873. Brochure in-8 de 40 pages. — Prix 1 fr. — Pour nos abonnés. . . . . **70 cent.**

COHNHEIM (J.) La tuberculose considérée au point de vue de la doctrine de l'infection. Traduit de l'allemand par R. DE MUSGRAVE CLAY, sur une deuxième édition considérablement modifiée. Brochure in-8 de 30 p., Paris, 1882. — Prix : 1 fr. 25. — Pour nos abonnés . . **90 c.**

COMBY (J.). De l'empyème pulsatile. Brochure in-8 de 51 pages. Paris, 1882. — Prix : 2 fr. — Pour nos abonnés . . . . 1 fr. 35

CORNILLON (J.). Des accidents des plaies pendant la grossesse et l'état puerpéral. Brochure in-8° de 70 pages. — Prix : 2 fr. — Pour nos abonnés. . . . . 1 fr. 35

CORNILLON (J.). Action physiologique des alcalins dans la glycosurie. — Prix : 60 cent. — Pour nos abonnés. . . . . 40 cent.

CORNILLON (J.). De la contracture uréthrale dans les rétrécissements périnéens. Brochure in-8 de 60 pages. — Prix : 1 fr. 50. — Pour nos abonnés . . . . 1 fr. 70.

CORNILLON (J.). La folie des grandeurs. In-8 de 60 pages. 2 fr. 50. — Pour nos abonnés. 1 fr. 70.

CORNILLON (J.). Rapports du diabète avec l'arthritis et de la dyspepsie avec les maladies constitutionnelles. Un vol. in-8 de 48 pages Paris, 1878. — Prix : 1 fr. 50. — Pour nos abonnés. . . . . 1 fr.

COTARD Du délire des négations. Brochure in-8° de 28 pages. — Prix : 75 c. — Pour nos abonnés. . . . . 50 c.

COTTIN. *Voir* DUPLAY.

COULBAULT (G.). Des lésions de la corne d'Ammon dans l'épilepsie. Brochure in-8° de 65 pages. Paris, 1881. — Prix : 2 fr. — Pour nos abonnés . . . . 1 fr. 35

CUFFER. Des causes qui peuvent modifier les bruits de souffle intra et extra-cardiaques, et en particulier de leurs modifications sous l'influence des changements de la position des malades. Valeur séméiologique de ces modifications. — Prix : 1 fr. 50. — Pour nos abonnés. . . . . 1 fr

DAGONET (H.). Inauguration des cours de l'Ecole professionnelle d'infirmiers et d'infirmières sous la présidence de M. Floquet. Leçon d'ouverture faite à l'asile Sainte-Anne le 9 février 1882. Brochure in-8° de 15 pages. — Prix : 50 c. — Pour nos abonnés. . . . . 35 c.

DAGONET (H.). Des réformes à introduire dans la loi de juin 1838 et les asiles d'aliénés. Brochure in-8° de 32 pages. Paris, 1882. — Prix : 1 fr. — Pour nos abonnés. . . . . 70 c.

DAGONET. Une enquête à l'asile Sainte-Anne. Brochure in-8° de 16 pages. Paris, 1881. — Prix : 50 c. — Pour nos abonnés. . . . 35 c.

DANILLO. Recherches cliniques sur la fréquence des maladies sexuelles chez les aliénées ; brochure in-8 de 20 pages. — Prix, 75 c. — Pour nos abonnés. . . . . 50 c.

DAREMBERG (G.). Les méthodes de la chimie médicale. In-8 de 19 pages. — Prix : 60 cent. — Pour nos abonnés. . . . . 40 cent.

DEBOVE (M.) Notes sur la méningite spinale tuberculeuse, sur l'hémiplégie saturnine et l'hémianesthésie d'origine alcoolique. Une brochure in-8° de 24 pages avec deux figures. — Prix 75 cent. — Pour nos abonnés. . . . . 50 cent.

DEBOVE (M.) Notes sur l'emploi des aimants dans les hémianesthésies liées à une affection cérébrale ou à l'hystérie. Brochure in-8. — Prix : 50 cent. — Pour nos abonnés. . . . . 25 cent.

DEBOVE (M.). Contribution à l'étude des arthropathies tabétiques. Brochure in-8° de 16 pages. Paris, 1881. — Prix : 75 c. — Pour nos abonnés . . . . 50 c.

DEBOVE (M.) et BOUDET de PARIS. Recherches sur la pathogénie des

tremblements. Brochure in-8° de 24 pages. Paris, 1881. — Prix : 1 fr.
— Pour nos abonnés . . . . 70 c.

DEBOVE et BOUDET DE PARIS. Recherches sur l'incoordination motrice chez les ataxiques. Brochure in-8° de 16 pages.— Prix : 60 c.—
Pour nos abonnés. . . . . 40 cent.

DEBOVE. *Voir* LIOUVILLE.

DEHENNE (A.). Note sur une cause peu connue de l'érysipèle. Paris.
1874. Brochure in-8.— Prix : 0 fr. 50. — Pour nos abonnés. . 35 cent.

DÉJERINE (J). Recherches sur les lésions du système nerveux dans
la paralysie ascendante aiguë. Un volume in-8 de 66 pages. — Paris
1879.— Prix : 2 fr. — Pour nos abonnés. . . . . 1 fr. 50.

DELASIAUVE. De la clinique à domicile et de l'enseignement qui
s'y rattache, dans ses rapports avec l'Assistance publique. Paris,
1877, Brochure in-8 de 16 p.— Prix : 50 c.— Pour nos abonnés 35 cent.

DELASIAUVE. Du double caractère des phénomènes psychiques.
Prix : 50 cent. — Pour nos abonnés . . . . 35 cent.

DELASIAUVE. Classification des maladies mentales ayant pour double
base la psychologie et la clinique. Paris, 1877. In-8 de 24 pages. —
Prix, pour nos abonnés. . . . . 50 cent.

DELASIAUVE. Traité de l'épilepsie. Un gros volume in-8 de 560 pages.
— Prix : 3 fr. 50. — Pour nos abonnés. . . . . 2 fr. 50.

DELASIAUVE (J.). Journal de médecine mentale, résumant au point
de vue médico-psychologique, hygiénique, thérapeutique et légal, toutes
les questions relatives à la folie, aux névroses convulsives et aux défec-
tuosités intellectuelles et morales, à l'usage des médecins praticiens, des
étudiants en médecine, des jurisconsultes, des administrateurs et des
personnes qui se consacrent à l'enseignement. Dix volumes (1860-1870).
— Prix : 50 fr. — Pour nos abonnés. . . . . 40 fr.

DELASIAUVE. Classification des folies. Discussion à propos d'une pré-
tendue monomanie religieuse. Brochure in-8° de 31 pages. Paris, 1882. —
Prix : 1 fr. 25. — Pour nos abonnés. . . . . 90 c.

DELASIAUVE. Distribution des prix à l'École des enfants idiots et
épileptiques de la Salpêtrière. (Discours). Brochure in-8° de 7 pages.
— Prix : 30 c. — Pour nos abonnés . . . . 20 c.

DRANSART (H.-N). Contribution à l'anatomie et à la physiologie
pathologiques des tumeurs urineuses et des abcès urineux. Brochure In-8 de 32 pages avec 1 figure.— Prix : 70 cent.— Pour nos abonnés. . . . . 40 cent.

DU BASTY. De la piqûre des hyménoptères porte-aiguillon. Gr. in-8
de 48 pages.— Prix 1 fr. 25. — Pour nos abonnés . . . . . . 85 cent.

DUBRISAY (J.). De la réorganisation des services d'accouchements
dans les hôpitaux et chez les sages-femmes agréées. Brochure in-8°
de 28 pages. — Prix : 75 c. — Pour nos abonnés. . . . . . . 50 c.

DUGUET et VEIL. Lymphadénome de la rate étendu au diaphragme, à la
plèvre, aux poumons et aux ganglions lymphatiques, sans leucémie. Pleuré-
sie cloisonnée. Cachexie. Brochure in-8° de 16 pages. — Prix, 60 cent.—
Pour nos abonnés. . . . . 40 cent.

DUPLAY (S.). Conférences de clinique chirurgicale, faites aux hôpi-
taux de Saint-Louis et Saint-Antoine, recueillies et publiées par Duret et
Marot, internes des hôpitaux. — In-8 de 180 pages. Prix : 3 fr. 50. —
Pour nos abonnés. . . . . 2 fr. 50

DUPLAY (S.) Conférences de clinique chirurgicale, faites à l'hôpital

Saint-Louis, recueillies et publiées par E. Golay et Cottin. In-8 de 150 pages. — Prix : 3 fr. — Pour nos abonnés . . . . **2 fr.**

DUPLAY (P.) et DURET (H.). **Leçons sur les périarthrites coxo-fémorales.** Maladies des bourses séreuses péri-trochantériennes et du grand trochanter simulant la coxalgie. Brochure in-8° de 18 pages. — Prix : 60 c. — Pour nos abonnés. . . . . **40 c.**

DUPUY (L.-E.). **Des injections sôus-cutanées d'éther sulfurique.** De leur application au traitement du choléra dans la période algide. Brochure in-8° de 50 pages. — Prix : 1 fr. 50. — Pour nos abonnés **1 fr.**

DUPUY (L.-E.). **Etude sur quelques lésions du mésentère dans les hernies.** Broch. in-8 de 16 p. — Prix : 50 cent. — Pour nos abonnés **35 c.**

DURAND-FARDEL (M.) **Considérations sur le caractère nosologique qu'il convient d'attribuer au rhumatisme articulaire aigu ou fièvre arthritique.** Brochure in-8 de 20 pages. — Prix : 0 fr, 75. — Pour nos abonnés . . . . **50 c.**

DURET (H.). **Des contre-indications à l'anesthésie chirurgicale.** Un vol. in-8 de 280 pages. — Prix : 5 fr. — Pour nos abonnés. . . . **4 fr.**

DURET (H.) **Études expérimentales et cliniques sur les traumatismes cérébraux.** Un volume in-8° de 330 pages, orné de 18 planches doubles en chromo-lithographie et lithographie, et de 39 figures sur bois intercalées dans le texte. Paris, 1878. Prix : 15 fr. — Pour nos abonnés. **10 fr.**

DURET (H.). **Étude générale de la localisation dans les centres nerveux,** suivie d'une Étude critique sur les recherches de physiologie des localisations en Allemagne. Vol. in-8° de 236 pages. — Prix : 3 fr. — Pour nos abonnés. . . . . **2 fr.**

DURET (H.). **Sur la Synovite fibrineuse et ses rapports avec la tumeur blanche.** Brochure in-8 avec deux planches. — Prix : 1 fr. — Pour nos abonnés. . . . . **75 cent.**

DURET (H.). *Voir* DUPLAY, FERRIER.

DUVAL (Mathias). **La corne d'Ammon.** (Morphologie et embryologie.) Brochure in-8° de 51 pages, avec 4 planches. Paris, 1882. — Prix : 2 fr. 50. — Pour nos abonnés.. . . . . **1 fr. 70**

ERLITZKY (A.). **De la structure du tronc du nerf auditif.** Brochure in-8° de 20 pages avec une planche en chromo-lithographie. Paris, 1881. — Prix : 1 fr. 50. — Pour nos abonnés . . . . **1 fr.**

FÉRÉ (Ch.). **Du cancer de la vessie.** Un volume in-8° de 144 pages. — Prix : 3 fr. — Pour nos abonnés . . . . **2 fr.**

FÉRÉ (Ch.) **Contribution à l'étude des troubles fonctionnels de la vision par lésions cérébrales.** (Amblyopie croisée et Hémianopsie). Un vol. in-8° de 241 pages. Paris, 1882. — Prix 3 fr. 50. — Pour nos abonnés . . . . **2 fr. 50.**

FÉRÉ (Ch.). **Notes pour servir à l'histoire de l'hystéro-épilepsie** (De l'amblyopie croisée et de l'hémianopsie d'origine cérébrale). Brochure in-8° de 54 pages avec fig. dans le texte. Paris, 1882. — Prix : 2 fr. — Pour nos abonnés. . . . . **1 fr. 35**

FÉRÉ (Ch.). **Etude expérimentale et clinique sur quelques fractures du bassin,** Brochure in-8 de 36 pages. — Prix : 1 fr. 25 — Pour nos abonnés . . . . **1 fr,**

FÉRÉ (Ch.). **Fractures par torsion de la partie inférieure du corps du fémur.** Brochure in-8° de 8 pages avec 2 figures. — Prix : 30 cent. — Pour nos abonnés. . . . . **20 cent.**

FÉRÉ. (Ch.). **Note pour servir à l'histoire des luxations et des fractures du sternum.** Brochure in-8. de 16 pages. — Prix : 0 fr. 60. — Pour nos abonnés. . . . . 40 cent.

FÉRÉ (Ch.) et QUERMONNE (L.). **Contribution à l'histoire des phénomènes simulés ou provoqués chez les hystériques.** (Craquements articulaires et synoviaux). Brochure in-8° de 7 pages. Paris, 1882. — Prix : 40 c. — Pour nos abonnés . . . . 30 c.

FÉRÉ. *Voir* GUYON.

FERRIER. Recherches expérimentales sur la physiologie et la pathologie cérébrales. Traduction avec l'autorisation de l'auteur, par H. DURET. In-8 de 74 p. avec 11 fig. dans le texte.— Prix : 2 fr.— Pour nos abonnés. . . . . 1 fr. 35.

FOURNIER. (A.) **De la pseudo-paralysie générale d'origine syphilitique.** Leçons recueillies par E. Brissaud. Paris, 1878. In-8 de 24 pages. — Prix : 1 fr. — Pour nos abonnés . . . . 65 cent.

GIRALDÈS (J.-A.) Recherches sur les kystes muqueux du sinus maxillaire. Prix : 1 fr. 50. — Pour nos abonnés. . . . . 1 fr.

GIRALDÈS (J.-A.) Etudes anatomiques ou recherches sur l'organisation de l'œil considéré chez l'homme et chez quelques animaux. Paris, 1866. In-4 de 83 pages avec 7 planches. — Prix : 3 fr. 50. — Pour nos abonnés . . . . 2 fr. 50

GIRALDÈS (J.-A.) Des luxations de la mâchoire. In-4 de 50 pages avec 2 planches. — Prix : 2 fr. — Pour nos abonnés. . . . . 1 fr. 35

GIRALDÈS (J.-A.) De l'anatomie appliquée aux beaux-arts. Cours professé à l'Athénée des Beaux-Arts. Compte rendu par Mlle Lina Jaunez, Paris 1856. In-8 de 8 pages. — Prix : . . . . 50 cent.

GIRALDÈS (J.-A.) Plan général d'un cours d'anatomie appliqué au. beaux-arts. Paris 1857. In-8 de 8 pages. — Prix : . . . . 50 cent.

GIRALDÈS (J.-A.) Recherches anatomiques sur le corps innominé. Paris 1861. In-8 de 12 pages avec 5 planches.— Prix : 1 fr. 50.—Pour nos abonnés. . . . . 1 fr.

GIRALDÈS (J.-A.) De la fève de Calabar. Note présentée au Congrès médico-chirurgical de France tenu à Rouen le 30 septembre 1863. Paris, 1864, Brochure in-8 de 8 pages avec figures. — Prix. . . . . 50 cent.

GIRALDÈS (J.-A.) **Note sur les tumeurs dermoïdes du crâne.** Paris, 1866. In-8 de 7 pages. Prix. 40 cent.

GOLAY (E.) **Des abcès douloureux des os.** Un volume in-8 de 162 pages. —Paris, 1879. — Prix : 3 fr. 50.— Pour nos abonnés . . . . . . 2 fr. 50

GOLAY. *Voir* DUPLAY.

GOMBAULT (A.). Contribution à l'étude anatomique de la névrite parenchymateuse subaiguë ou chronique. (Névrite segmentaire périaxile). Brochure in-8° de 46 pages, avec 2 pl. chromo-lithographiques. Paris, 1880. — Prix : 2 fr. — Pour nos abonnés. . . . . 1 fr. 35

GOMBAULT. Etude sur la sclérose latérale amyotrophique. Prix : 2 fr. — Pour nos abonnés. . . . . 1 fr. 35

GOMBAULT. *Voir* CHARCOT.

GUÉRARD. *Voir* BOURNEVILLE.

GUÉRIN. (A.). **Du pansement ouaté.** Résultats obtenus à l'Hôtel-Dieu pendant l'année 1876. Brochure de 24 pages. — Prix : 0 fr. 75. — Pour nos abonnés. . . . . 50 cent.

GUYON (F.) et FÉRÉ (Ch.). **Note sur l'atrophie musculaire consécutive à quelques traumatismes de la hanche.** Brochure in-8° de 14 pages. Paris, 1881. — Prix : 50 c. — Pour nos abonnés. . . . . 35 c.

HADDEN. **Du myxœdème.** Une petite plaquette in-8 de 16 pages. — Prix : 0 fr. 60. — Pour nos abonnés . . . . 40 cent.

HAYEM (G.). **Leçons cliniques sur les manifestations cardiaques de la fièvre typhoïde,** recueillies par Boudet de Pâris. In-8 de 88 pages avec 5 figures. — Prix : 2 fr. 50. — Pour les abonnés. . . . . . 1 fr. 70

HÉRAUD. (A.). **Etude diagnostique sur deux cas de syphilome bucco-lingual.** Un vol. in-8 de 34 pages. — Prix : 1 fr. 50. — Pour nos abonnés. . . . . 1 fr.

HILLAIRET. **Leçons sur les maladies de la peau.** Brochure in-8 de 31 pages. — Prix : 1 fr. — Pour nos abonnés. . . . . 70 c.

HUBLÉ (M.). **Recherches cliniques et thérapeutiques sur l'Epilepsie.** Un vol. in-8° de 190 pages. Paris, 1881. — Prix : 3 fr. 50. — Pour nos abonnés. . . . . 2 fr. 50

HUCHARD (H.). **Caractère, mœurs et état mental des hystériques.** Brochure in-8° de 39 pages. — Prix : 1 fr. 25. — Pour nos abonnés 90 c.

JOSIAS (A.). **De la fièvre typhoïde chez les personnes âgées.** Vol. in-8° de 65 pages, avec trois courbes de température. — Prix : 2 fr. — Pour nos abonnés. . . . . 1 fr. 35

KELSCH (A.). **Les affections du foie en Algérie et les Variations de l'urée.** Brochure in-8° de 32 pages. — Prix : 1 fr. — Pour nos abonnés 75 c.

KELSCH (A.) **Note pour servir à l'histoire de l'endocardite ulcéreuse.** Brochure in-8 — Prix : 0 fr. 50. — Pour nos abonnés. . 35 cent.

KELSCH et WANNEBROUCQ. **Note sur deux cas de sarcome du péritoine et du tissu cellulaire rétro-péritonéal.** Brochure in-8° de 11 p. — Prix : 50 c. — Pour nos abonnés . . . . 35 c.

KELSCH et WANNEBROUCQ. **Contribution à l'histoire des localisations cérébrales.** Brochure in-8° de 18 pages. — Prix : 50 c. — Pour nos abonnés. . . . . 35 c.

LANDOLT (E.). **Leçons sur le diagnostic des maladies des yeux,** faites à l'École pratique de la Faculté de médecine de Paris pendant le semestre d'été de 1875, recueillies par CHARPENTIER. Paris 1877. Vol in-8 de 204 pages. — Prix : 6 fr. — Pour nos abonnés . . . . 4 fr.

LANDOUZY (L.). **De la déviation conjuguée des yeux et de la rotation de la tête par excitation ou paralysie des 6° et 11° paires, leur valeur en séméiotique encéphalique, leur importance au point de vue anatomique et physiologique, à propos d'une observation d'épilepsie hémiplégique débutant par les yeux et la tête** (Déviation et rotation conjuguées convulsives). Un volume in-8° avec une planche. — Prix : 2 fr. 50. — Pour nos abonnés . . . . 1 fr. 50.

LANDOUZY (L.). **Trois observations de rage humaine. Réflexions.** Brochure In-8 de 16 pages. — Prix : 50 cent. — Pour les abonnés. . 35 cent.

LAVERAN (A.). **Un cas de myélite aiguë.** 1876. In-8 de 13 p. . 30 cent.

LAVERAN (A). **Tuberculose aiguë des synoviales** . . . . . . 50 cent.

LELOIR. (H). **Contribution à l'étude du rhumatisme blennorrhagique.** Brochure grand in-8 de 24 pages. — Prix : 0 fr. 75. — Pour nos abonnés. . . . . 50 cent.

LELOIR (H.). **Recherches cliniques et anatomo-pathologiques sur les** affections cutanées d'origine nerveuse. 1 vol. in-8° de 220 pages, avec 4 planches en chromo-lithographie et plusieurs figures intercalées dans le texte. — Prix : 5 fr. — Pour nos abonnés .... 3 fr. 50

LEROY (A.). De l'état de mal épileptique. Un volume in-8 de 92 pages. — Prix : 2 fr. — Pour nos abonnés.................. 1 fr. 25

LIOUVILLE (H.). Contribution à l'étude de la paralysie générale progressive des aliénés. In-8, 50 cent. — Pour nos abonnés.... 35 cent.

LIOUVILLE et DEBOVE. Note sur un cas de mutisme hystérique, suivi de guérison. Paris, 1876. In-8 .... 30 cent.

LIOUVILLE. *Voir* BÉHIER.

LOEWENBERG (H.). Le furoncle de l'oreille et la furonculose. Brochure in-8° de 47 pages. Paris, 1881. — Prix : 1 fr. 50. — Pour nos abonnés.............................. 1 fr.

LONGUET (F.-E.-M.). De l'influence des maladies du foie sur la marche des traumatismes. Vol. in-8 de 124 pages. — Prix : 4 fr. — Pour nos abonnés .... 2 fr.

MAGNAN. De la coexistence de plusieurs délires de nature différente chez le même aliéné. Brochure in-8 de 20 pages.—Prix : 0. 75. — Pour nos abonnés .... 50 cent.

MAGNAN. Leçons sur l'Épilepsie, faites à l'Asile Sainte Anne, en 1881-1882, recueillies par Marcel BRIAND. Un volume in-8 de 84 pages. — Prix : 3 fr. — Pour nos abonnés................. 2 fr.

Manuel de la garde-malade et de l'infirmière, publié sous la direction du Dr Bourneville, par MM. Blondeau, de Boyer, Éd. Brissaud, H. Duret, G. Maunoury, Monod, Poirier, P. Regnard, Sevestre et P. Yvon, rédacteurs du *Progrès médical*. — Ouvrage formant trois volumes in-16. — 1er volume : *Anatomie et Physiologie*, 180 pages, 8 figures. Prix : 2 fr. — 2e volume : *Pansements*, 316 pages, 60 gravures. Prix : 3 fr. 50. — 3e volume. *Administration des Médicaments*, 160 pages. Prix : 2 fr. — Pour nos abonnés, l'ouvrage complet, broché, prix .... 5 fr.

Nous avons fait faire un élégant cartonnage anglais pour chacun des trois volumes du Manuel. — Prix par volume 75 c., l'ouvrage complet. . 2 fr.

MARCANO (G.). Des ulcères des jambes entretenus par une affection du cœur. Brochure in-8.]—Prix : 1 fr. 25. — Pour nos abonnés. 85 cent.

MARCANO (G.). De l'étranglement herniaire par les anneaux de l'épiploon. Paris, 1872. In-8 de 8 pages.— Prix........... 30 cent.

MARCANO (G.). De la psoïte traumatique, Vol. in-8 de 160 pages.— Prix : 3 f. — Pour nos abonnés......................... 2 f.

MARCANO (G.). Notes pour servir à l'histoire des kystes de la rate.— Prix : 60 cent. — Pour nos abonnés .... 40 cent.

MAROT. *Voir* DUPLAY.

MARSAT (A.). Des usages thérapeutiques du nitrite d'amyle. In-8 de 48 pages. — Prix : 1 fr. 25. — Pour nos abonnés...... 85 cent.

MAUNOURY (G.) Les hôpitaux-baraques et les pansements antiseptiques en Allemagne. Paris, 1877, in-8 de 20 pages. — Prix : 1 fr. — Pour nos abonnés.......................... 70 cent.

MAURIAC (Ch.) et VIGOUROUX (R.). Étude sur les paralysies pseudosyphilitiques et sur leur traitement par les æsthésiogènes. Brochure in-8° de 31 pages. — Prix : 75 c. — Pour nos abonnés . . 50 c.

MAYOR. Note sur un monstre du genre janiceps. Brochure in-8° de 40 pages. Paris, 1882. — Prix : 1 fr. 25. — Pour nos abonnés.... 90 c.

MIERZEJEWSKI. Contribution à l'étude des localisations cérébrales. (Observation de porencéphalie fausse double.) Brochure in-8° de 35 pages avec 3 fig. dans le texte et 5 planches en chromo-lithographie. — Prix : 3 fr. — Pour nos abonnés. . . . . 2 fr.

MIOT (C.). De la myringodectomie ou perforation artificielle du tympan. In-8 de 169 pages avec 16 figures intercalées dans le texte. — Prix : 3 fr. 50. — Pour nos abonnés. . . . . 2 fr. 50

MIOT (C.) De la Ténotomie du muscle tenseur du tympan. Volume in-8 de 56 pages orné de 11 figures intercalées dans le texte, Paris, 1878. — Prix: 1 fr. 50. — Pour nos abonnés . . . . 1 fr.

MIOT (C.) et BARATOUX (J.). Considérations anatomiques et physiologiques sur la trompe d'Eustache. Brochure in-8 de 26 pages. — Prix : 1 fr. 25. — Pour nos abonnés . . . . 90 c.

MONOD (E.) Étude clinique sur les indications de l'uréthrotomie externe. Un volume de 168 pages, avec un tableau. — Prix : 3 fr. 50. — Pour nos abonnés. . . . . 2 fr. 50

MONOD. *Voir* BRISSAUD.

MORLOT (E.) Sur une forme grave de l'épilepsie. Brochure in-8 de 45 pages. Paris, 1881. — Prix : 1 fr. 50. — Pour nos abonnés . . 1 fr.

ONIMUS. Des applications chirurgicales de l'électricité. Leçons recueillies par Bonnefoy. In-8 de 16 pages avec figures. — Prix : 0 fr. 60 c. Pour nos abonnés. . . . . 40 cent.

ORY (E.) Maladies de la peau. Notes de thérapeutique recueillies aux cliniques dermatologiques de M. le professeur Hardy, à l'hôpital Saint-Louis. Paris, 1877, in-8 de 40 pages. — Prix : 1 fr. — Pour nos abonnés . . . . 70 cent.

OULMONT (P.) Etude clinique sur l'athétose. Paris, 1878. Vol. in-8 de 116 pages avec figures. — Prix : 3 francs. — Pour nos abonnés. . . 2 fr.

PARROT. Clinique des maladies de l'enfance. Leçon inaugurale. Brochure in-8 de 20 pages. — Prix : 0 fr. 75. — Pour nos abonnés. 50 cent.

PARROT. Cours d'histoire de la médecine. Leçon d'ouverture du 21 novembre 1876. Paris, 1877. Brochure in-8 de 20 pages. — Prix : 60 c. — Pour nos abonnés . . . . 40 cent.

PATHAULT (L.) Des propriétés physiologiques du Bromure de Camphre et de ses usages thérapeutiques. Brochure in-8 de 48 pages. — Prix : 1 fr. 50. — Pour nos abonnés. . . . . 1 fr.

PELTIER (G.) De la triméthylamine et de son usage dans le traitement du rhumatisme articulaire aigu. In-8 compacte de 34 pages. — Prix : 60 cent. — Pour nos abonnés. . . . . 40 cent.

PHILBERT (E,). De la cure de l'obésité aux eaux de Brides-les-Bains (Savoie). Brochure in-8 de 16 pages. — Prix : 0 fr. 60. — Pour nos abonnés. . . . . 40 cent.

PICARD (H.). La vallée de Davos. Brochure in-8° de 19 pages. Paris, 1882. — Prix : 60 c. — Pour nos abonnés . . . . 40 c.

PITRES (A.). — Note sur l'état des forces chez les hémiplégiques. Brochure in-8° de 18 pages. Paris, 1882. — Prix : 60 c, — Pour nos abonnés. . . . . 40 c.

PITRES. *Voir* CHARCOT.

POINSOT (G.). Contribution à l'histoire clinique des tumeurs du testicule. Brochure in-8 de 28 pages. Prix : 1 fr. — Pour nos abonnés. . . . . 70 cent.

QUEMONNE. *Voir* FÉRÉ.

QUESTIONNAIRE pour le 1er examen de doctorat. — Recueil de séries d'examens subis récemment à la Faculté de médecine de Paris, indiquant : 1° La composition du jury pour chaque série ; — 2° La préparation anatomique de chaque candidat ; — 3° Les questions orales auxquelles le candidat a du répondre ensuite ; — 4° Enfin le résultat de l'examen dans chaque série ; suivi de questions sur les accouchements, recueillies au cinquième examen de doctorat et aux examens de sage-femme. Paris, 1876. In-16 de 91 pages. — Prix : 1 fr. — Pour nos abonnés. . . . . 70 cent.

RANVIER (L.). **Leçons d'anatomie générale sur le système musculaire,** recueillies par J. RENAUT. Un fort vol. orné de 99 fig. intercalées dans le texte. — Prix : 12 fr. — Pour nos abonnés . . . . 8 fr.

RANVIER (L.). **Leçon d'ouverture du cours d'anatomie générale au Collège de France.** Paris, 1876. In-8 de 16 pages. — Prix : 0 fr. 60. — Pour nos abonnés. , ... 40 cent.

RAYMOND (F.). **Etude anatomique, physiologique et clinique sur l'hémichorée, l'hémianesthésie et les tremblements symptomatiques.** Vol. in-8 de 140 pages avec figures dans le texte et 3 planches. — Prix : 3 fr. 50 — Pour nos abonnés . . . . 2 fr. 50.

RAYMOND. **De la puerpéralité.** Volume in-8° de 258 pages. Paris, 1880. — Prix : 5 fr. —Pour nos abonnés . . . . 4 fr.

RECLUS (P.). **De l'épithélioma térébrant du maxillaire supérieur.** Paris, 1876. In-8 de 4 pages. — Prix. . . . . 20 cent.

RECLUS (P.). **Les hyperostoses consécutives aux ulcères rebelles de la jambe.** Brochure in-8 de 24 pages. — Prix : 0 fr. 75. — Pour nos abonnés. . . . . 50 cent.

RECLUS. (P.) **Des mesures propres à ménager le sang pendant les opérations chirurgicales.** Un vol in-8 de 144 pages. — Prix : 3 fr. 50. — Pour nos abonnés . . . . 2 fr. 50

RECLUS (P.). **Des ophthalmies sympathiques.** Un fort volume in-8 de 210 pages. — Prix : 5 fr. — Pour nos abonnés. . . . . 4 fr.

RECLUS (P.). **Du tubercule du testicule et de l'orchite tuberculeuse.** Vol. in-8 de 212 pages avec 5 planches en chromo-lithographie. — Prix : 5 fr. — Pour nos abonnés. . . . . 4 . fr.

RECLUS (P.). **La fontaine d'Ahusquy,** brochure in-8 de 30 pages. — Prix. 1 fr. — Pour nos abonnés. . . . . 70 cent.

REGNARD (P.). **Recherches expérimentales sur les variations pathologiques des combustions respiratoires.** Un fort volume in-8 de 394 pages, enrichi de 100 gravures dans le texte. — Paris, 1879. — Prix : 10 fr. — Pour nos abonnés. . . . . 7 fr.

REGNARD. *Voir* BOURNEVILLE.

RENAUT (J.). **Note sur la structure des glandes à mucus du duodénum (glandes de Brunner).** Brochure in-8 de 8 pages. — Prix 40 c. — Pour nos abonnés. . . . . 30 cent.

RENAUT. *Voir* RANVIER.

RIBEMONT (A.). **Recherches sur l'insufflation des nouveau-nés et description d'un nouveau tube laryngien.** Un volume in-8 de 40 pages et 8 planches. — Paris, 1878. — Prix : 3 fr. 50. — Pour nos abonnés . . . . 2 fr. 50.

RICHER (P.). **Feuilles d'autopsie pour l'étude des localisations cérébrales.** — Hospice de la Salpêtrière. — Service de M. le professeur CHARCOT. (Deuxième édition). — Grand placard de 8 pages, avec 20 fig. — Paris, 1881. — Prix : 75 c. — Pour nos abonnés . . . . 60 c.

RIDEL SAILLARD (G.). De la cachexie pachydermique (myxœdème des auteurs anglais). In-8° de 74 pages avec deux figures (photographiques hors texte. Paris, 1881. — Prix : 2 fr. — Pour nos abonnés. . . 1 fr. 35.

ROQUE (L.). Des dégénérescences héréditaires produites par l'intoxication saturnine lente. Brochure in-32 de 15 pages. — Prix : 50 c. — Pour nos abonnés. . . . , ... 35 c.

ROSAPELLY (Ch. L.) Recherches théoriques et expérimentales sur les causes et le mécanisme de la circulation du foie. Un volume in-8 de 76 pages orné de 24 figures. — Prix : 3 fr. — Pour nos abonnés. . . . . 2 fr.

ROUX (G.-L.). Traitement de l'épilepsie et de la manie, par le bromure d'éthyle. Brochure in-8° de 54 pages. Paris, 1882. — Prix : 2 fr. — Pour nos abonnés. 1 fr. 35.

SADRAIN (G.). Étude sur le traitement des attaques d'hystérie et des accès d'épilepsie. Brochure in-8° de 55 pages. — Prix : 1 fr. 75. — Pour nos abonnés. . . . . 1 fr. 20

SAINT-GERMAIN (de). De la trachéotomie. Brochure in-8° de 31 pages. Paris, 1882. — Prix : 1 fr. — Pour nos abonnés. . . . . 70 c.

SEGLAS. De l'influence des maladies intercurrentes sur la marche de l'épilepsie. Un vol. in-8 de 60 pages. Paris, 1881. — Prix : 2 fr. — Pour nos abonnés. . . . . 1 fr. 35

SEGOND. (P.). Note sur une observation de kyste hydatique développé dans l'épaisseur du muscle grand pectoral. Brochure de 8 pages. — Prix : 0 fr. 40. — Pour nos abonnés. . . . . 30 cent.

SEGOND. (P.). Recherches cliniques et expérimentales sur les épanchements sanguins du genou par entorse. Volume in-8 de 85 pages. — Prix : 2 fr. — Pour nos abonnés . . . . 1 fr. 50

SEGUIN (E. C.). Medical mathematism. Brochure in-8° de 18 pages. — Prix : 60 cent. — Pour nos abonnés . . . . 40 cent.

SEGUIN (E.-C). Registre memento d'observations, pour conserver toutes les observations faites au lit du malade. Paris, 1878. — Prix. 60 cent.

SEVESTRE. *Voir* CHARCOT.

SIGERSON. Note sur la paralysie vaso-motrice généralisée des membres supérieurs. Brochure in-8 de 19 pages. — Prix : 60 c. — Pour nos abonnés. . . . . 40 c.

SIMON (J.). Conférences cliniques et thérapeutiques sur les maladies des enfants (2° édition). Un beau volume in-8° de 340 pages. — Prix : 8 fr. — Pour nos abonnés, ... 6 fr.

SINÉTY (de). Des inflammations qui se développent au voisinage de l'utérus considérées surtout dans leurs formes bénignes. Brochure in-8° de 16 pages. — Prix : 50 c. — Pour nos abonnés . . . . . 35 c.

STRAUS (F.). Des ecchymoses tabétiques à la suite des crises de douleurs fulgurantes. Brochure in-8° de 31 pages. Paris, 1881. — Prix : 1 fr. — Pour nos abonnés . . . . 70 c.

STRAUS. *Voir* BÉHIER.

TABOUET. (L.) Étude sur le traitement des abcès sous-périostiques aigus de l'adolescence. Un vol. in-8 de 44 pages. — Prix : 1 fr. 50. — Pour nos abonnés . . . . 1 fr.

TARNIER. De l'influence du régime lacté dans l'albuminurie des femmes enceintes et de son indication. — Prix. . . . . . . 50 cent.

TAUBER (A.). **De l'amputation ostéoplastique de la jambe.** Brochure in-8° de 28 pages. — Prix : 75 cent.— Pour nos abonnés . . , . .   50 c.

TEINTURIER (E.). **Les Skoptzy,** étude médico-légale sur une secte religieuse russe dont les adeptes pratiquent la castration. — Un joli volume in-12 orné de gravures représentant les différents modes de castration employés par ces fanatiques. — Prix : 1 fr. 50. — Pour nos abonnés. . .   1 fr.

TEINTURIER. *Voir* BOURNEVILLE.

THAON (L.). **Recherches cliniques et anatomo-pathologiques sur la tuberculose.** Grand in-8 de 112 pages, avec 2 planches en chromo-lithographie. — Prix : 4 fr. 50. — Pour nos abonnés . . . . . , . . .   3 fr.

THAON (L.). **Clinique climatologique des maladies chroniques.** — 1er fascicule : *phtisie pulmonaire.* Un volume grand in-8 de 164 pages, avec 2 planches de tracés de température. Paris, 1877. — Prix : 4 fr. — Pour nos abonnés . . . .   2 fr. 75

TERRILLON. **Contribution à l'étude des gommes syphilitiques du testicule.** Brochure in-8 de 8 pages. — Prix : 0 fr. 40. — Pour nos abonnés . . . .   30 cent.

TERRILLON. **Des troubles de la menstruation après les lésions chirurgicales ou traumatiques.** Brochure in-8 de 22 pages, 60 cent. — Pour nos abonnés. . , ...   40 cent.

TERRILLON. **Excroissances polypeuses de l'urèthre symptomatiques de la tuberculisation des organes urinaires chez la femme.** Brochure in-8 de 24 pages. — Prix : 0 fr. 75. — Pour nos abonnés.50 cent.

TERRILLON. **Mémoire sur la rupture traumatique des parties internes du cœur avec ou sans lésions correspondantes des parois.** Brochure in-8 de 16 pages.— Prix : 0 fr. 60.— Pour nos abonnés. 40 c.

TROISIER (E.). **Note sur un cas d'encéphalopathie syphilitique précoce.** Brochure in-8 de 8 pages. — Prix : 0 fr. 40. — Pour nos abonnés. . . . .   30 cent.

TURNER (E.). **Histoire de la circulation du sang par Flourens.** — André Césalpin. Brochure in-8 de 16 pages.—Prix : 0 fr. 75.— Pour nos abonnés. . . . .   40 cent.

TURNER (E.). **Remarques au sujet de la lecture faite à l'Académie** par M. Chéreau le 15 juillet 1879. Brochure in-8 de 16 pages. — Prix : 60 c. — Pour nos abonnés . . . .   40 cent.

VIDAL. **Du pityriasis,** leçon recueillie et rédigée par de BEURMANN. In-8 de 20 pages. — Prix : 0 fr. 75. — Pour nos abonnés . . . . . 50 cent.

VIGOUROUX (R.). **Métalloscopie, métallothérapie, æsthésiogènes.** Brochure in-8° de 72 pages. Paris, 1882. — Prix : 3 fr. — Pour nos abonnés. . . . .   2 fr.

VIGOUROUX. *Voir* MAURIAC,

VILLARD (F.). **De l'aphasie ou perte de la parole et de la localisation du langage articulé,** par le Dr BATMAN, traduit de l'anglais par F. Villard. Un volume in-8 de 128 pages. Paris, 1870. Prix : 2 fr. — Pour nos abonnés. . . . .   1 fr. 25.

VILLARD (F.). **Notice hygiénique et médicale sur l'Attique.** Brochure in-8 de 30 pages. — Prix : 1 fr. — Pour nos abonnés. . . . . 70 cent.

WANNEBROUCQ. *Voir* KELSCH.

www.ingramcontent.com/pod-product-compliance
Ingram Content Group UK Ltd.
Pitfield, Milton Keynes, MK11 3LW, UK
UKHW020959120726
13693UKWH00004B/1740